「一番若い今日」を生きるための自律神経入門

順天堂大学医学部教授
小林弘幸

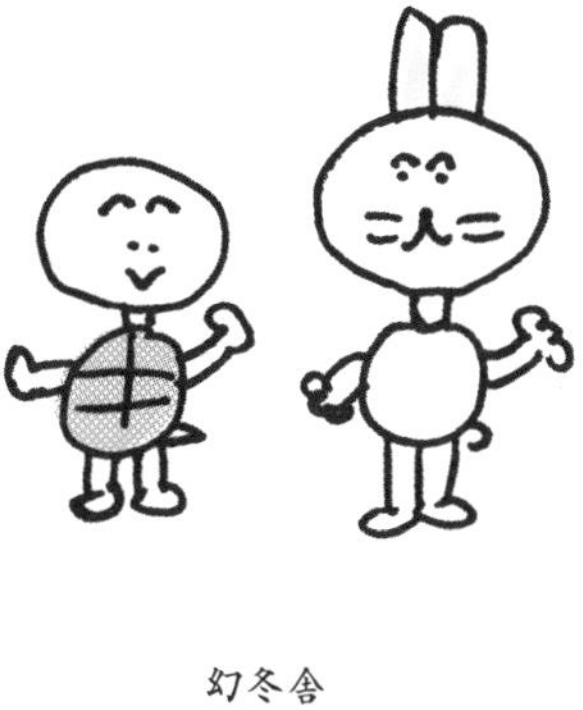

幻冬舎

はじめに

大丈夫、今日が一番若い！

元気で自分らしい人生を最後まで送るために

コロナ禍になってから、体調不良を訴える人が増えました。その症状は倦怠感、めまいや頭痛、意欲低下、食欲不振、下痢、便秘など、自律神経失調症そのものです。

私はコロナの後遺症の方も診察しているのですが、コロナにかかった人はもちろん、そうではない人も、コロナ禍で体調が悪くなり、かつてないほど多くの人の自律神経が乱れていることをひしひしと感じています。

このように、現在はほとんどの人の自律神経が大いに乱れている状況です。

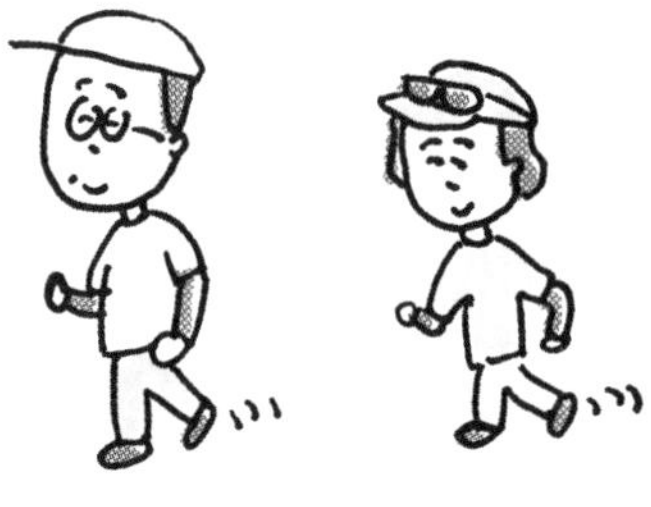

しかし、私はその中でも特に、60歳以上の方にこの本を読んでいただきたいと思っています。

理由の一つに、加齢と自律神経の問題が挙げられます。

実は、自律神経は加齢とともに乱れやすくなっていくのです。

我々の研究では、男性は30歳、女性は40歳を境に、自律神経のパワーがガクッと下がり、以後10年ごとに15%ずつ減少していくことがわかっています。

60歳以降といえば、20～30年前にガクッと下がった自律神経がどんどん目減りしてきているところ。体の自由が利く今のうちに自律神経の整え方を知り、パワーを上げるように意識することが非常に大切です。

また、私の考えでは、人生を最後まで輝かせるための勝負どきは、65歳から70歳の間。定年を迎えてからの5年間ですね。その5年間が残りの人生をすべて決めると思っています。

なぜなら、定年を迎えたことで環境が大きく変わり、自律神経が乱れやすくなるからです。張り合いを失ったことで、うつ状態に陥る方も少なくありません。

また、足腰も弱りやすくなるので、晩年の過ごし方に大きな影響を与えます。

そして、かくいう私も62歳。同年代の方に対して「一緒に頑張っていきましょう！」という気持ちもあります。

元気で自分らしい人生を最後まで送れるかどうか。これから先、少しずつでも上がっていくのか、それとも下がっていくのか。60歳以上の方は今まさに、その岐路に立たされていると言えるでしょう。

今の行動と意識で、今後の人生が変わる

コロナ禍になってからは、本当に時間が止まってしまったようですよね。長かったようで短かった気もします。この数年間は空白というか、結局自分が何をしていたのかわからない方も多いのではないでしょうか。

同じ景色も人が減ったというだけではなく、まるで違って見えます。同じ所にいるんだけれど、ボックスが2つあって「コロナ前」とは別のボックスから見て

いる。同じようで、実は違う世界にいる。そんな不思議な感覚があります。
だけど、コロナはいつか収束します。すべては時が解決してくれます。
だからこそ、今が分かれ道です。
コロナを気にせず過ごせる日常が訪れたとき、自分はどうなっているのか？
生き生きと過ごしているのか。それとも、すっかり年老いているのか。
それは、今、あなたがどのように行動し、何を意識するかにかかっています。

衰えた足腰を鍛えるために、何をすればいいのか？
どうすれば、なんとなく調子が悪い毎日を変えられるのか？
漠然とした不安や老いへの恐怖に、どのように向き合えばいいのか？

私はこれまで１００冊以上、本を出版させていただいていますが、この本には今だからこそ伝えたい唯一無二のメッセージを数多く綴《つづ》っています。
コロナ禍だからこそ生じた不調や不安感、制約が多い環境での気持ちの持ち方、生と死を考える機会が増えたからこそ生まれた「死の恐怖」との向き合い方など、私の約30年にわたる自律神経研究の集大成として、一つひとつの言葉に魂を込めました。

また、自律神経とは何なのかよくわからない方も多いでしょう。そこで本書は、知識がゼロの方でも読み進めやすいように、自律神経の基本的な知識は、ポイントをしぼって章間コラムにまとめました。「お勉強的な話はいいから、とにかくどうすればいいか知りたい」という方は、コラムは読み飛ばしていただいてかまいません。本文だけでも無理なくご理解いただける内容になっています。

人は何歳からでも変われる

私自身も、年齢とともに衰えを感じる場面が増えました。それに加えてこのコロナです。確実に心身ともにダメージを受けました。だけど、実は最近「よし、頑張ろう」と思えるきっかけが2つありました。

一つは、トム・クルーズ主演の『トップガン マーヴェリック』を観たことです。

驚きました。36年前の第1作と彼はほとんど変わっていません。鍛え上げられた肉体、全身からあふれ出るエネルギー、「俺はできる」と言わんばかりの瞳。その姿を見て「ああ、60歳のトム・クルーズは、今の彼にできることを精一杯やって生きているんだ」と感じました。

だからこそ、彼は自信に満ちているし、若いころに負けないくらい魅力的なのです。同年代に彼のような人がいるという現実は、「もっと元気を出して頑張らないと置いていきぼりをくう」という危機感と、「やればできる」という活力を存分に与えてくれました。

もう一つは、この本を作り始めたことです。私は、この本の企画がスタートする前と今とを比較すると、今のほうが明らかに元気になりました。

このような状況下において、医師としてみなさんにどんなことをお伝えすればいいのか？　どうすれば人は元気になるのか？　人生の山と谷を知る同年代だからこそ言えることはないか？

そんなことを毎日考えながら過ごしていたら、生活や心に張りが出てきたのです。そして、日常生活でミスをしても、つい先日までは暗い気持ちになっていたのに、今は「この失敗を活かして、次は成功すればいいんだ」と、明るい気持ちを持てるようになりました。むしろ、何か失敗をすると「よし、次を成功させれば自分はもっと成長できる！」と、失敗を見つけることをうれしく思えるほどになったのです。

そんな私が、常に心に留めている言葉はこれです。

「今日が一番若い」

今日という日は、過去を振り返れば最も年をとった日ですが、前を向けば、一番若い日です。

顔を上げて、一歩踏み出しさえすれば、人は何歳からでも変われるのです。

逆境をバネに新しい自分を作る

私は、本書でお伝えする方法を通して、ぜひ読者のみなさんに「新しい自分」を作っていただきたいと思っています。

コロナ前の自分を取り戻そうとするのではなく、新しい自分を目指していただきたいのです。

なぜなら、もう世界は変わってしまったのだから。頑張って昔の自分を取り戻したとしても、おそらく今の世界には適合できないでしょう。

それに「昔の自分を取り戻す」だと、投資でいうと１００万円損したものがゼロに戻るようなものですが、「新しい自分を作る」だと、損した１００万円が２００万円になって返ってきたようなイメージが湧きませんか？

単にコロナ禍前に戻るのではなく、この逆境をバネにして、むしろ、これ幸いとばかりに弾みをつけて、この新しい世界で、新しい自分を作っていこうではあ

りませんか。過去を振り返るのではなく、コロナ禍で感じたこと、経験したこと
すべてを土台にして、現在と未来を生きていくのです。

たとえコロナが収束したとしても、何も手を打たずにいたら、一度傾いた体と心を回復させることはなかなかできません。少しでも早く人生の再スタートを切るために、ぜひ本書をお読みいただければと思います。

コレだけでみるみる元気に！
自律神経が整う一日の過ごし方

頑張らなくて
いいんです

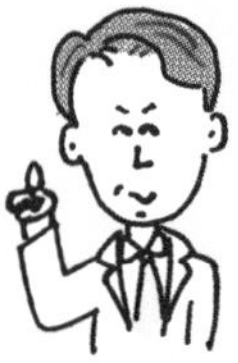

朝起きたら
カーテンを開けて両手を上げ、
ぐ～っと体を伸ばしましょう。
太陽の光が今日一日を元気に過ごす
スイッチをオンにします。

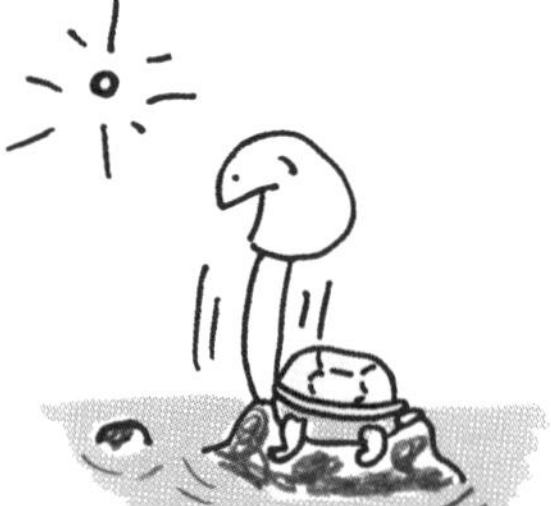

詳しくはｐ49

朝食の前に、コップ1杯の水を
一気に飲んで
腸に刺激を与えましょう。
腸がすっきり目覚めて
スムーズなお通じにつながります。

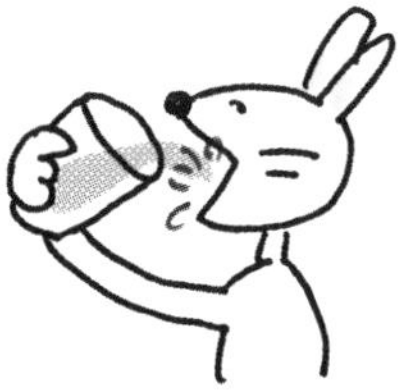

詳しくはp62

食事は一日3食。
6時間ごとに食べると
体のリズムが整います。

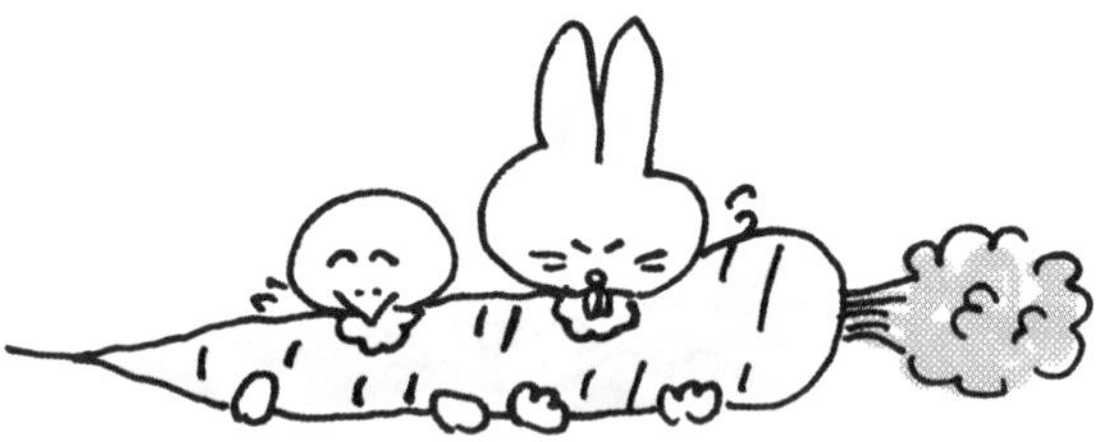

詳しくはｐ64

日中は適度な運動で
体を活性化。
20～30分程度の
散歩でＯＫです。

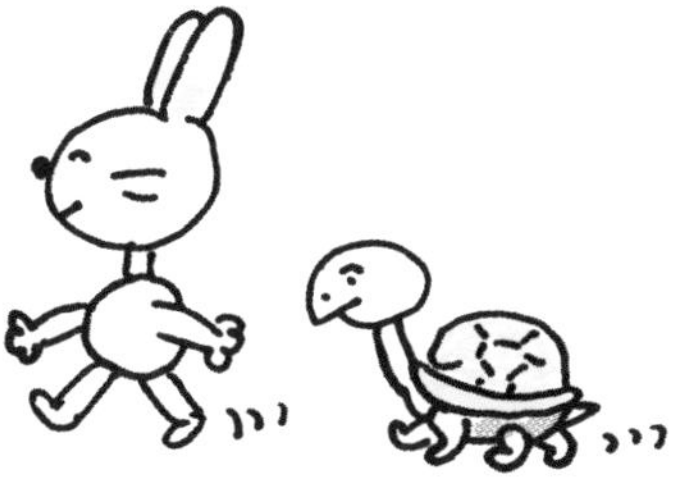

詳しくはp58

心が乱れたときは深呼吸。
深い呼吸で
健康を呼び込みましょう。

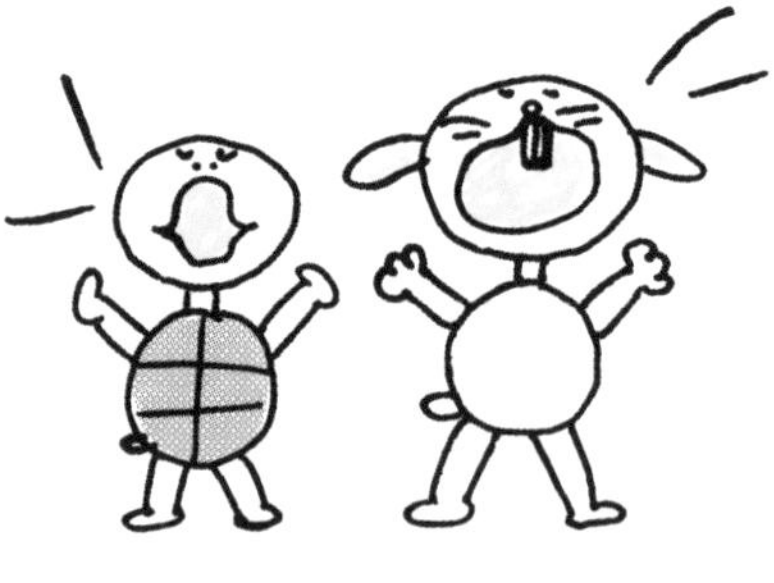

詳しくはp110

夜はゆっくり
湯船に浸かってリラックス。
熱すぎないことが、
質のよい睡眠を得る
ポイントです。

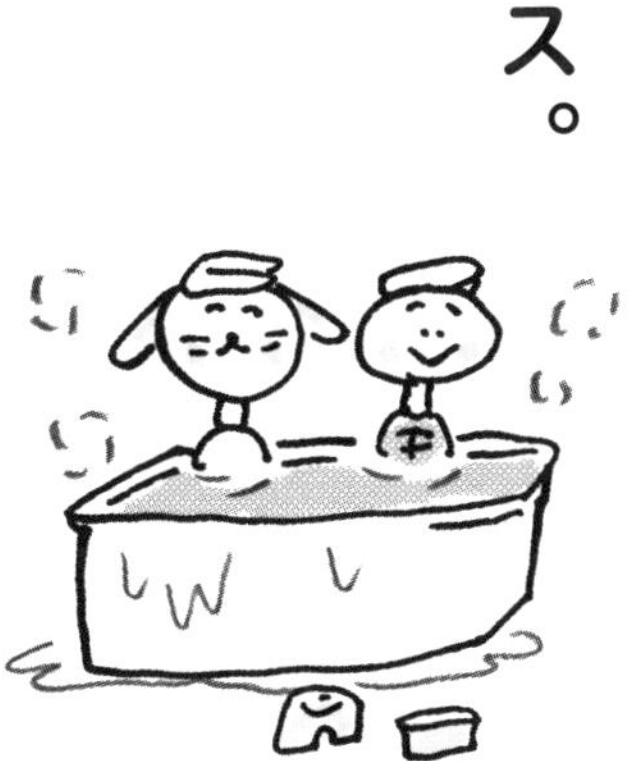

詳しくはp56

就寝前は
「3行だけ」日記を書いて、
今日という日に反省と感謝を。
乱れた心をその日のうちに
リセットすることが大切です。

詳しくはp87

自律神経を整える方法は、
どれも簡単で努力はいりません。
お金も時間もかかりません。
誰にでももともと備わっている体のリズムに
従うだけでいいのです。
それが、体の機能を最大化する
最もシンプルで最良な方法だからです。
今この瞬間、何歳からでも体と心は変えられます。
本書が、そのお手伝いをゼロからいたします。

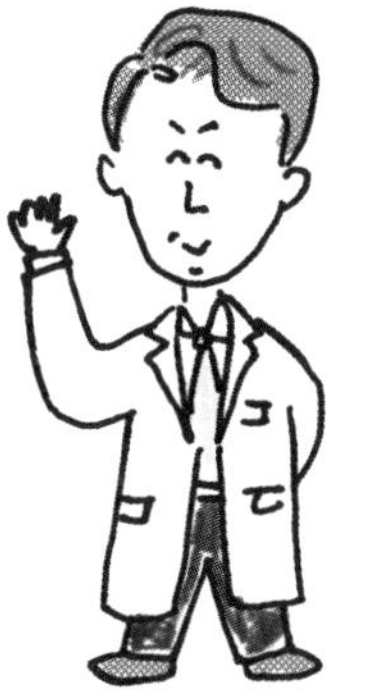

自律神経を整えて
元気に長生きを
目指しましょう

著者：小林弘幸
順天堂大学医学部教授。
自律神経研究の第一人者。

目次

1章

〝一番若い〟毎日のためにまず、「体」を整える

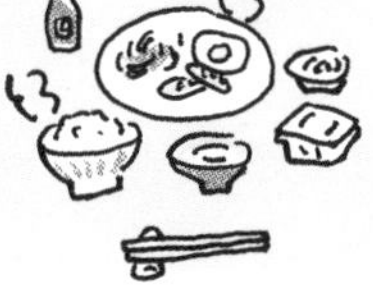

2章 〝一番若い〟毎日のために、「技」を磨く

3章 〝一番若い〟毎日のために、「心」を輝かせる

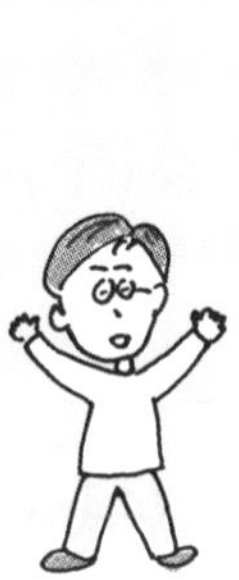

序章

〝一番若い〟毎日のためには、「心技体」ではなく「体技心」

体を整えておけば、どんな状況にも対応できる

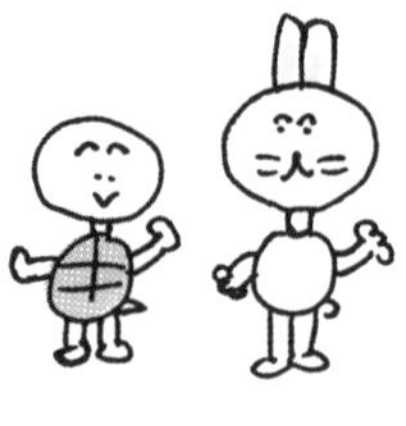

実は私は、50歳を過ぎてからの数年間、無気力な日々を過ごしていました。いろいろなことを面倒くさいと感じ、何をするにもやる気が出ません。

漠然と「このままではいけない」と感じ、自分を奮い立たせるのですが、体がついてきません。すぐに息が切れるし、疲れもとれません。

しかし、そんな私に転機が訪れました。ゴホゴホと咳《せき》が止まらず、のどの内側がはれて気道をふさぎ、息ができなくなったのです。幸い1週間ほどで症状は改善しましたが、思いがけず死にかけたことで、毎日、朝を迎えられることがどんなに幸せなことなのかを痛感しました。

おかげで生きる気力を取り戻した私は、何か新しいことを始めようと思い、ジ

ムに通うことにしました。ところが、運動靴を買いに行くのがだるい。気持ちのうえでは１００％やる気になっているのに、体が追いつきません。

そこで私は気持ちを切り替え、今の自分でも無理なくできることをやってみることにしました。エスカレーターがあっても階段を使うという具合です。すると、どんどん体力がついていき、それに伴い、気持ちも再び上がってきました。

この一件を通じてわかったことがあります。

「**心技体ではなく、体技心だ**」と。

日々の生活は、心だけで乗り切れるほど甘くありません。体ができていないと、どんなに心がエネルギッシュでも、なんにもできません。でも、体を整えておけば、いくつになっても、どんな状況にも対応できるのです。

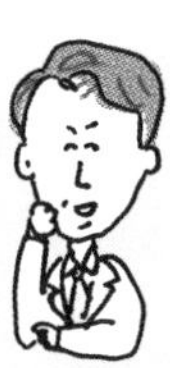

心技体ではなく、体技心なのです

コロナ禍で体調不良者が続出している理由

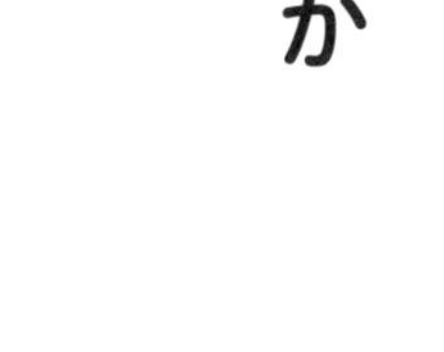

それにしても、なぜコロナ禍において、これほど体調を崩す人が増えたのでしょうか。

それは、自律神経の観点から説明できます。

コロナを機に生活のリズムが乱れた人は多いと思います。

生活のリズムが乱れ、体のリズムが崩れるということは、実は自律神経のリズムが乱れるということ。

なぜなら、自律神経というものは、「心身のパフォーマンスが最大限発揮される体のリズム」をサポートするものだからです。体のリズム＝自律神経なので、体のリズムが乱れれば、自律神経も乱れます。逆もまたしかりで、自律神経が整えば体のリズムも整い、体も心も元気になります。

そして、自律神経が特に大きく乱れる要因が５つあるのですが、実はコロナはそれを見事に誘発しました。

それはこちらです。

❶ **体調が悪い**

❷ **環境が悪い**

❸ **想定外のことが起きる**

❹ **自信がない**

❺ **余裕がない**

だから体調が悪い！
コロナは自律神経が乱れる五大要因を誘発

要因1

体調が悪い

生活リズムが
崩れてしんどい

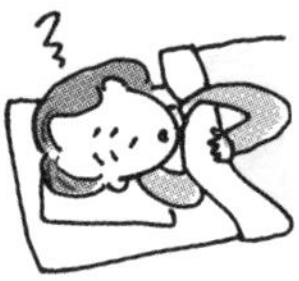

要因2

環境が悪い

マスクで息苦しい

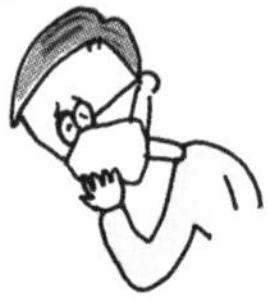

要因3

想定外のことが起きる

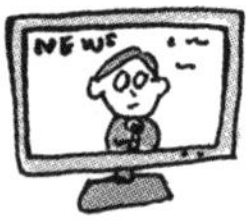

WHOがパンデミックを宣言

要因4

自信がない

もうダメかも
しれない

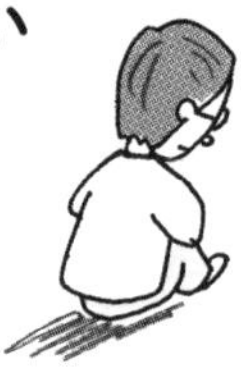

要因5

余裕がない

○○さんがコロナに！
第○波が到来！

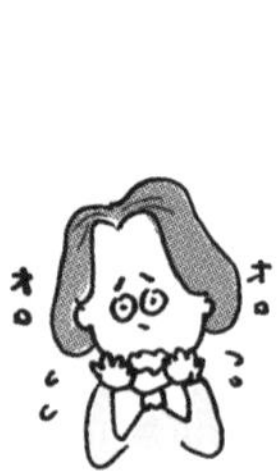

自律神経が激乱れ！

は、特に倦怠感を訴える方が多いです。「自分の体が自分のものではないみたい」という声をよく聞きます。

は、私たちを取り巻く状態のことです。外出自粛で家にとじこもる時間が増えたり、マスクで呼吸が浅くなったり、なんとなく世の中がギスギスしたりしていますね。

は誰もが納得のはず。こんな世界になるなんて誰も予想していませんでした。

は、これ以外の4つの要因によって生じやすくなっていると言えるでしょう。体調が悪くてだるいと「もう年だからダメだな」と落ち込むこともあるでしょうし、「この先、元気に長生きできる自信がない」と不安になることもあるでしょう。

は、心と時間の両方に当てはまります。気持ちがふさいで、ゆっくり空を眺める余裕がなかったり、気持ちばかりが焦って頭の中がごちゃごちゃしていたり、時間が足りなくてバタバタしたり。

これらを踏まえると、今、この世界において自律神経が乱れていない人は、一人もいないと言っても過言ではありません。

私は、読者の方一人ひとりとお会いすることはかないません。

でも、もし目の前に、この本を読んでくださっているあなたがいたら、まっすぐ目を見てこう伝えたい。


「ご自分が悪いほうへ進んでいることを、気付いたほうがいいです」


コロナ禍以降この世界で、いい方向へ行った人は一人もいないと思います。もちろん、人付き合いがラクになったなどポジティブな面もあるでしょうが、全体的には、やはり負が上回るのではないでしょうか。

いつ終わるとも知れない不安の中で生きている私たちは、まるで上から大きな重りを押し付けられているかのようです。生きるために生きているというか、なんとなく毎日が過ぎていくという方が多いように思います。

貴重な月日を奪われた高齢者

特に、70歳、80歳などの高齢の方にとって、この数年間はショックが大きかったと思います。

コロナ前は、スポーツクラブに通ったり、お友達と旅行をしたり、趣味を楽しんだり。「元気に長生き」を目指して、ご自分にできることを精一杯やられていた方が多いでしょう。その甲斐あって、昨今の70歳、80歳の方々は元気いっぱい。日本の健康寿命も延びていくのではないかと期待していました。

ところが、そんな努力をコロナは打ち砕きました。感染しないためには、外に出てはいけない、家にとじこもっているのが一番よいということで、前向きに老いと向き合い、ひたむきに努力していた高齢者の方に対して、コロナは「NO」を突き付けたのです。

「この一年は何をしよう」「来年は何をしよう」と希望を持って生きていたのに、

終わりを意識せざるを得ない年齢だからこそ頑張っていたのに、ＮＯを出されて気持ちを砕かれた。これは非常に辛かったと思います。

そして、先ほどお伝えしたように、コロナをきっかけに自律神経は大いに乱されました。生活や自分らしさという軸もまた大きく崩れました。

これは異常事態です。自分を形成している軸が、どんどん破壊されていく危機的状況であることをまずは知っておいてください。

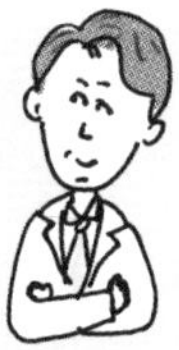

自律神経が乱れていない人は一人もいないのです

【診断テスト】
自分の「軸」が壊れていませんか?

コロナ前と現在の状態を比較してみましょう。
下の項目で当てはまるものが1つでもあれば、
あなたの「軸」は壊れ始めていると考えられます。

【生活の軸】

- □ 外出する頻度が減った
- □ 運動する機会が減った
- □ 食事をとる時間が乱れやすくなった
- □ 就寝時間が遅くなった
- □ 起床時間が遅くなった

【自分らしさの軸】

- □ 人とのコミュニケーションが減った
- □ 習い事をやめたり趣味に費やす時間が減った
- □ 最近ワクワクしていない
- □ 何をするのも面倒くさい
- □ 退屈で1日が長いと感じる

【自律神経の軸】

- □ 寝つきが悪く、眠りが浅い
- □ 食欲がない。もしくは空腹でもないのに食べるのをやめられない
- □ 食事の前や後に胃腸に違和感がある
- □ お風呂上がりでも手足が冷える
- □ 漠然とした不安があり、憂鬱感が抜けない

「年だから仕方がない」とは考えなくていい

自律神経が乱れると心身に多大な影響が出ます。その中には、認知症や癌《がん》のリスクが上昇するなど深刻なものもあります。自律神経は全身と連係しているため、脳や臓器、血管、免疫、心など、影響も全身に及ぶのです。しかしこれは逆に言うと「年だから仕方がない」と諦めているその症状は、実は自律神経が乱れていることが原因かもしれないということ。もしそうであれば、本書で紹介することを実践していただくだけでよくなる可能性は大いにあります。

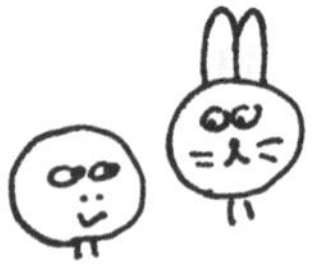

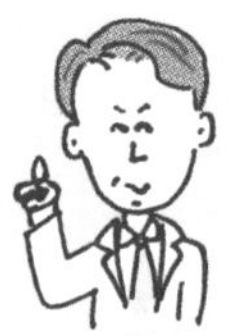

「年だから」は自律神経の乱れの現れです

その不調、自律神経の乱れが原因かも！

倦怠感
めまい
頭痛
肩こり
冷え性
食欲不振
便秘
動悸
下痢
不眠
免疫力低下
肥満
睡眠時異常呼吸

自律神経が整えば、
不調が改善する
可能性は大いにあります。

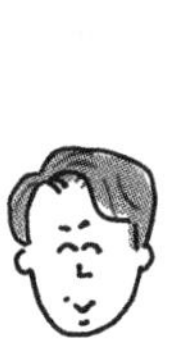

落ち込み
意欲低下
イライラ
不安感
緊張

さまざまな病気のリスクも増加

高血圧
脳梗塞
不整脈
糖尿病
癌
パニック障害
認知症
心筋梗塞

世界一やさしい&ためになる自律神経の話①
自律神経って何？

一言で表すと
いつでもどこでも健やかに生命活動を
維持できるように働いている自動運転システム

どこにある？
主に脊髄の中や背骨の周りにあり
全身の血管に沿って走っている

すべてをつなげると
地球約2周半分
にもなります

メイン機能
全身の血流をコントロールすること

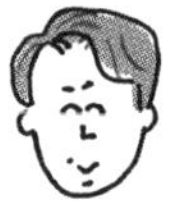

自律神経が整っている
↓
全身の37兆個の細胞に酸素や栄養が行き渡る
↓
臓器がしっかり働き、疲労も回復しやすい
↓
元気に長生き！

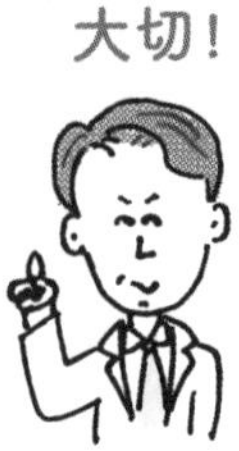

その他の機能

体温調節	呼吸を管理	内臓をコントロール	心に作用
寒い所で鳥肌を立てて体温低下を防ぐ。暑い所では汗をかいて体温上昇を防ぐ	意識しなくても呼吸できるのは自律神経のおかげ。自律神経は24時間、365日、働いている	心臓の拍動を調節したり、腸を支配下に置いて便通や免疫に大きく関与したりしている	興奮、リラックスなど相反する気持ちの両方に影響を与えている

1章

〝一番若い〟毎日のためにまず、「体」を整える

「体」を整えるとは、どういうことか

体を整えるというのは、すなわち肉体を健やかな状態にすることです。

夜眠り、朝目覚めれば、疲れがとれている。
食事からとった栄養が体のすみずみまでスムーズに行き渡る。
歩く、上る、という日常の動作を無理なく行える。

これを、この章では目指します。
具体的には「睡眠」「食事」「運動」。生命活動の根底を支えるこの3つを見直すことで体を整えていきます。

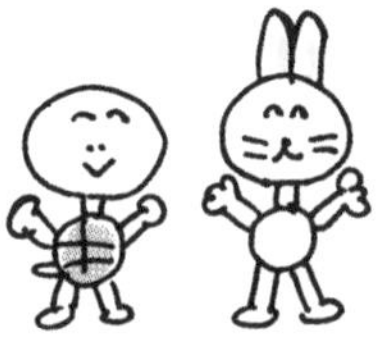

「なんとなくよく眠れない」「なんとなく体がだるい」と言う方は多いです。

でも、理由もなく眠れない、理由もなく体がだるいということはありません。

名前がつかない不調には、必ず大本の原因が潜んでいます。

そしてそれは、「自律神経の乱れ」であることが往々にしてあります。

自律神経が整えば、血流がよくなり、全身の37兆個の細胞一つひとつに酸素や栄養が行き渡ります。そうすれば、内臓や脳、筋肉など、体を構成する各パーツが、それぞれのパフォーマンスを最大限発揮できるようになります。それこそが、ずばり「体が整っている」ということ。

「睡眠」「食事」「運動」を通して、自律神経に働きかけることで血流を促し、自律神経のパワーを高め、体を整えることができるのです。

何歳からでも始められる

体を整える10の習慣

起床・就寝の時間を固定する

朝一番にカーテンを開けて日の光を浴びる

朝食の前にコップ1杯の水を一気に飲む

3食決まった時間に食べる

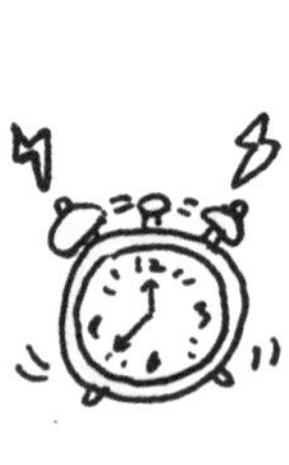

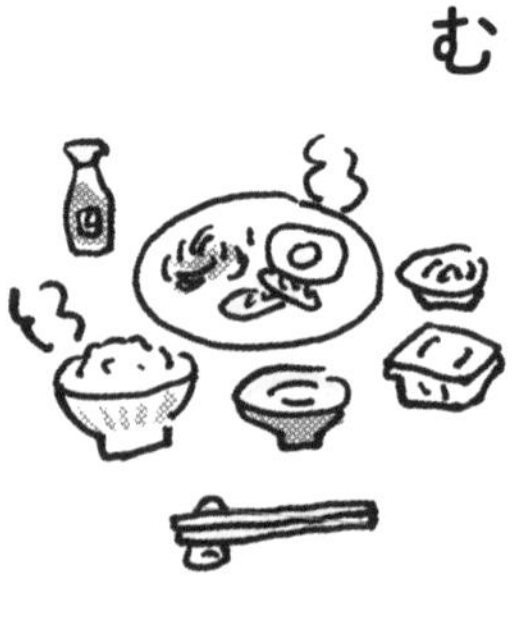

5. 食物繊維、ビタミン、発酵食品を積極的にとる

6. こまめに水を飲む
（水が体を巡っていく様子をイメージしながら）

7. エスカレーターではなく階段を使う

8. ウォーキングで五感を刺激する

9. 朝晩5回スクワットをする

10. 夜は湯船に浸かって入浴する

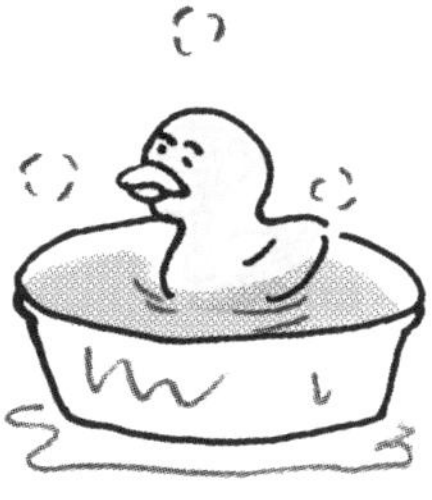

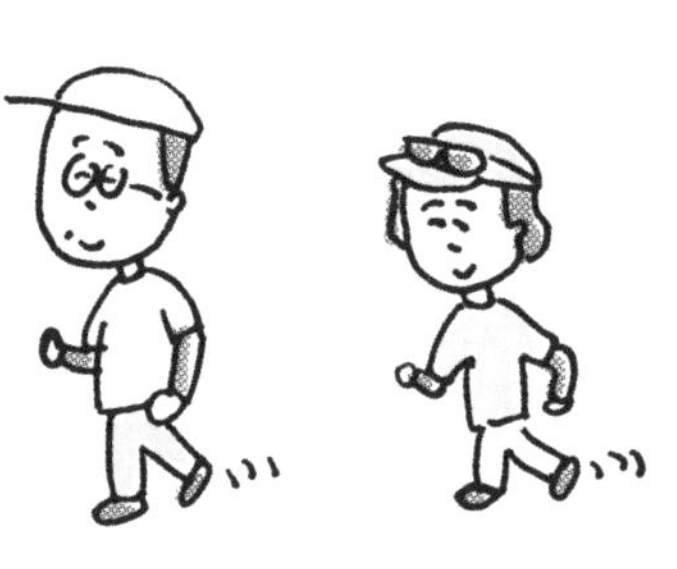

階段を1段上がれば、1段上がっただけ体のメリットになる

人生の時間は限られています。その限られた時間の中で、どう生きるか？
誰かのために時間を捧《ささ》げることは尊いことです。それは価値観の問題ですが、私の価値観はこうです。

「自分がやったらやっただけ、自分に見返りがあることをしたほうがいい」

どれだけ相手のためを思っていても、満足いく結果が返ってくるとは限らないからです。

ある70代の患者さんが、こんなことをおっしゃっていました。

「自分が死んだ後、子どもたちが元気に暮らしていけるか心配なんです。考えても仕方ないけど考えてしまって。だから娘に言ったんですよ。『私が死んだ後、戦争が起きないか心配で、そんなことばかり考えちゃう』って。そうしたらこう言われてしまいました。『心配してくれるのはいいんだけど、私の将来を本当に心配してくれるなら、お母さんが考えてもどうにもならないことに時間を使うんじゃなくて、ウォーキングをするとか、少しでも要介護にならないように、自分ができることをやってほしいわ』って」

患者さんは、心配する気持ちを娘さんに受け止めてもらえず、ショックを受けたそうです。気持ちが相手に届かず、満足できない、納得できない。こういうことはよくありますよね。だけど、とてももったいないと思います。

あなたの人生は、あなたのものです。

だから、自分が動いただけ自分の体と心にメリットになることに、時間を費やしたほうが断然いい。

階段を1段上がれば上がっただけ、足腰は確実に強くなります。
おかずに野菜を1品つけ足せば、それだけ栄養を吸収できます。
よい睡眠をとれば、その分、体のエネルギーは回復します。

運動も食事も睡眠も、自分で自分のためにすることは、決して裏切りません。

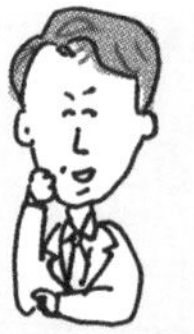

自分の体と心にメリットのあることに
時間を費やしましょう

コロナ禍だからこそ ルーティンが大事

コロナ禍は誰もが初めて経験することなので、多くの人がパニックになったと思います。国からいろいろ言われる一方で、自分のやりたいこともあり、結局何をすればいいかわからなくなってしまいました。

考えるというのは、案外難しいものです。

だから逆に、ルーティンが大切。生活の基本的な部分は、考えなくてもいいようにしないとリズムが乱れる一方です。

例えば、起きてから「何をしようかな」といちいち考えていたら、それだけで疲れてしまいます。ですから、そうではなくて「起きたらまずカーテンを開けて、水を飲んで……」と決めておく。

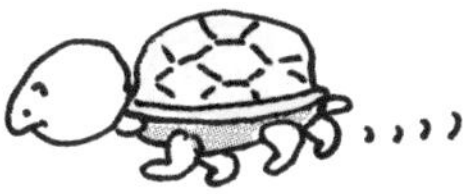

私がルーティンにしているのはこんなことです。

朝はカーテンを開けて日の光を浴び、コップ1杯の水を飲みます。

それから、朝食を食べます。最近は、シリアルと牛乳が多いです。たまに、ソーセージを焼いて食べることもあります。ちなみに食事は、食物繊維やビタミンをしっかりとることを意識しています。

食後はコーヒーを飲んで「今日も一日頑張るぞ」と、気持ちを仕事モードに切り替えます。

外出先では、階段のあるところなら絶対に階段を使う。そう決めています。

帰宅後はリラックスタイム。心身を休めることが大切なので、お風呂は欠かせません。

どうしても入浴できないときはシャワーで済ませますが、その場合は首の後ろに湯をあてます。首を温めると自律神経が整うからです。

20時以降は食べ物を口に入れません。腸に負担がかかって眠りが浅くなるうえ、自律神経も乱れやすくなるからです。

寝る前の1時間はスマホを見ません。ブルーライトを避けることで質のよい眠りを手に入れることができます。

こんな感じで、日々の生活の中で、基本的な行動をルーティン化する。

そうすると、がぜん体は整い出します。

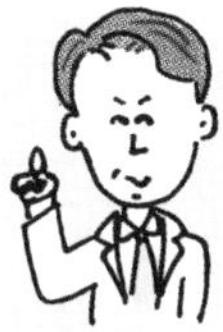

寝る前の1時間はスマホを見ません

まずは「睡眠・食事・運動」を見直す

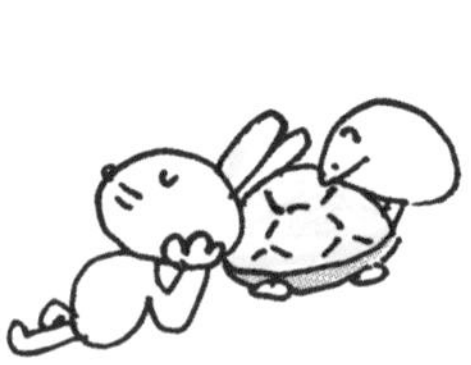

この世界に適合する新しい自分を作ろうと思っても、簡単にはいきません。何をどうすればいいか、しっかり考える必要がありますし、方法は人によって違います。だから私が「こうすればいいですよ」と、安易に示すことはできません。でも、ベースの部分は一緒です。体を整える部分に関しては万人に共通した答えがあります。それは何歳の方でも同じです。

だからまずは、それをしっかりやる。そして体が整い、気力も満ちてきたところで、いよいよ考えるのです。

具体的には、まず「睡眠・食事・運動」を見直すことです。

当たり前のことすぎて拍子抜けしたかもしれませんが、以前は忙しすぎて、日常を振り返る余裕はなかったのではないでしょうか。

コロナは、よくも悪くも「生と死」を考える機会を与えてくれました。今は、忘れかけていた大切なものをもう一度見つめ直すチャンスなのです。

これから私が紹介するのは、どれも簡単なことばかり。簡単だからこそ、ついつい、いい加減になっていることを今一度改めていきましょう。

しかも、そこには自律神経の観点が加わります。私が約30年にわたる研究で解明した「自律神経的に正しい睡眠・食事・運動」を紹介していきます。

「睡眠・食事・運動」という、生命活動のインフラをルーティン化して強固にすれば体は必ず変わります。体が元気になれば心も元気になります。

心がダメになっていると感じている人こそ、まずは体を整えていきましょう。

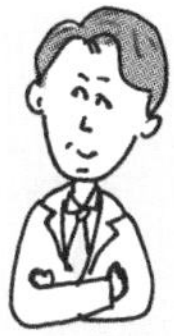

コロナは、大切なものを見直す
チャンスをくれたのです

最初にやるべきことは早起き

コロナ禍以降、起床・就寝のリズムが乱れている人が増えています。

日中の活動量が低下したことで、夜になっても眠くならず就寝時間が遅くなったり、特に予定がないからということで、朝になっても時間を気にせず寝てしまうこともあるようです。

しかし、生活のリズム＝自律神経のリズムです。

自律神経は、太古から人体に備わっている生命維持システムなので、朝になると獲物を狩るために体や心が活動的になり、日が暮れると眠るために休憩モードにスイッチングするようにできています。

そのため、起床・就寝のリズムが乱れると、自律神経のリズムとずれが生じて、

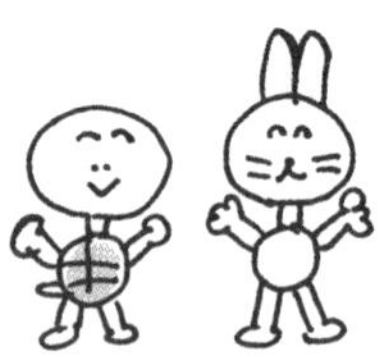

体調を崩しやすくなってしまいます。

そこで、体を整えるために真っ先に取り組みたいのが「早起き」です。起床時間がずれこんでいる人は意識して元に戻しましょう。朝早く起きれば、夜も自然と眠くなるので、早寝・早起きが定着しやすくなります。

自律神経は極端な変化が苦手なので、一日15〜30分ずつ早めていくのがおすすめです。

さてここで、早起きが苦手な人にちょっとした裏技を紹介します。

寝る前に「私は明日必ず△時に起きます」と枕に誓ってみてください。大事なことして脳に記憶され、はるかに目覚めやすくなりますよ。

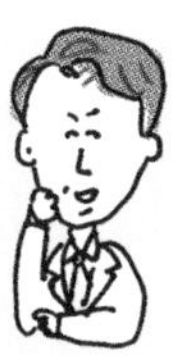

生活のリズム=自律神経のリズムなのです

入浴がよい睡眠に導いてくれる

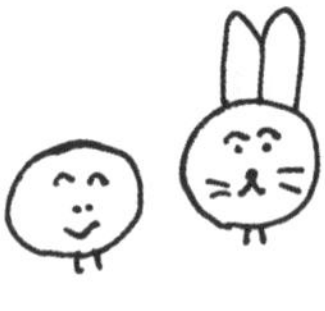

質のよい睡眠をとるためにできる、最も手軽かつ有効な方法はお風呂です。

入浴は、一日に区切りをつける儀式でもあります。もしかすると、コロナ禍であまり外にも出ていないから、お風呂に入る日もあれば入らない日もある、そんな生活を送っている人もいるかもしれません。だけど、一日の終わりにお風呂に入ることは、頑張った自分へのご褒美になります。こんな鬱々とした毎日の中で負けずに頑張っているのですから、ぜひ入浴で体と心を休めてあげてください。

リラックス効果が高く、ぐっすり眠れる入浴の仕方を紹介します。

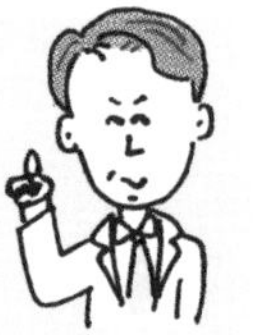

外出しなくても、
一日の終わりにお風呂に入りましょう

自律神経が整ってぐっすり眠れる
究極の入浴法

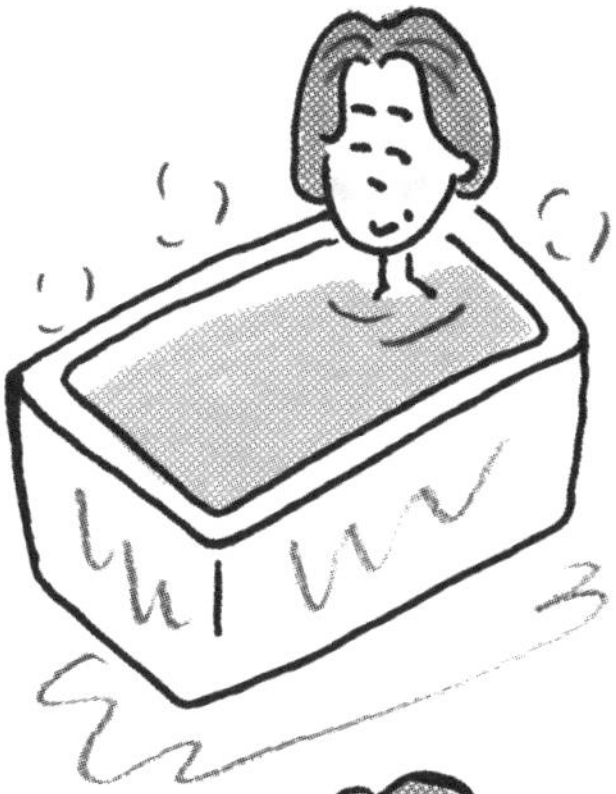

1 最初の5分は
肩までつかる。
湯温は39～40度。

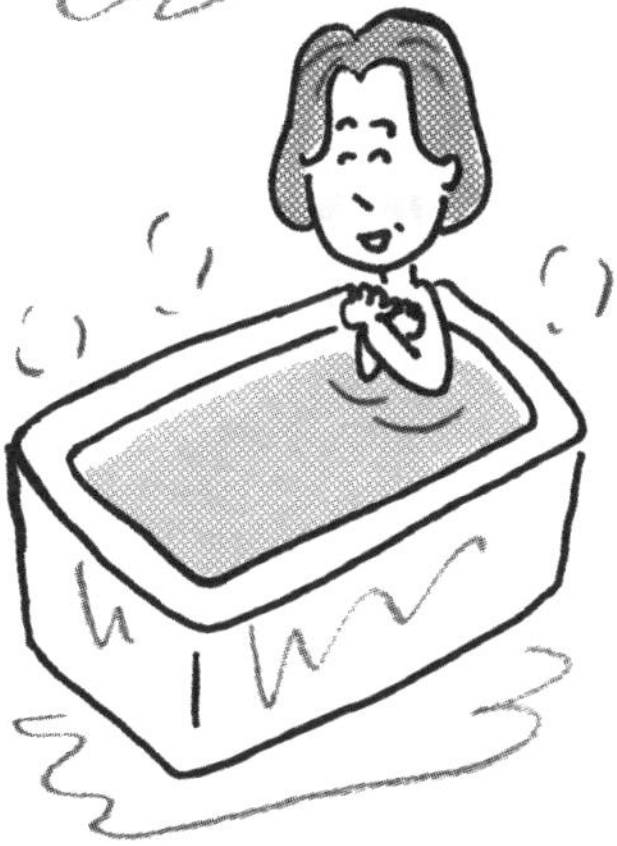

2 その後は
みぞおちまでの
半身浴を10分。
湯船に
お風呂用の
椅子を入れて座ると
半身浴が
しやすくなります。

さらに
自律神経が整う
ToDo

お風呂から出た約２時間後、
なおかつ24時までに布団に入りましょう。

背筋を伸ばしたウォーキングで五感を研ぎ澄ます

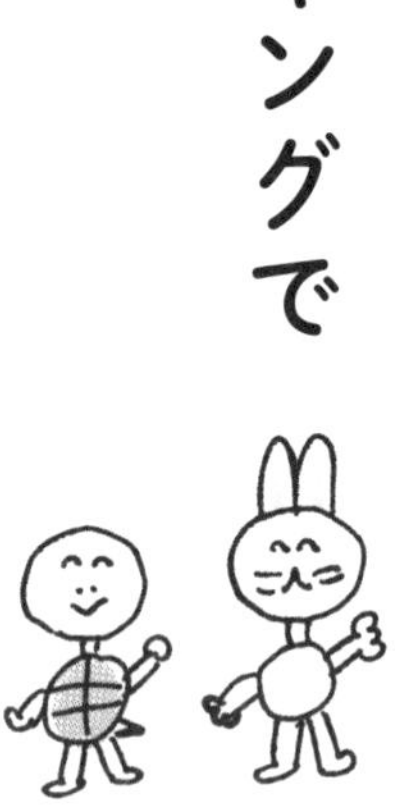

「なんとなく体がなまっているな」と感じているなら、マンネリ化した体に適度な刺激を与えて活性化させていきましょう。

そのために最適なのがウォーキングです。

ウォーキングは足を鍛えられるだけではなく、景色を見ながら行えるのがいいところ。景色や空気、草花の匂いなどを感じることで、体はもちろん脳にも刺激を与えることができるからです。

脳は刺激が不足すると衰えていくため、人とのコミュニケーションが減っている今は、認知症のリスクが上がっています。60歳を超えると、認知症に対する不安が強まりますよね。ですから、認知症を防ぐためにも、五感を研ぎ澄ましてウォーキングを行いましょう。

また、日光を浴びられるのもウォーキングの大きなメリットです。骨の形成をサポートするビタミンDが生成されるので、60代女性の5人に一人が発症するといわれる「骨粗しょう症」になりにくくなります。

さらに、睡眠を助けるセロトニンが増えることで、質のよい睡眠もとりやすくなります。無理なく呼吸できるスピードで一日20~30分歩きましょう。

背筋を伸ばしてエレガントに、今この瞬間の景色を楽しみながら歩くと、自律神経がより整いやすくなります。

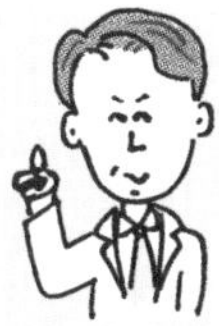

ウォーキングは脳にも刺激を与えてくれるのです

外に出られないときや隙間時間には「スクワット」

転倒しやすい雪の日や熱中症のリスクが高まる猛暑日などは、無理に外出するのはやめて、家の中で適度に体を動かしましょう。おすすめはスクワットです。しゃがむ動作を繰り返すスクワットは、足の筋肉はもちろん、お通じに欠かせない腸の筋肉、便が漏れるのを防ぐ肛門括約筋、尿漏れを防ぐ骨盤底筋群など、ふだんは意識しない筋肉も鍛えることができる全身運動です。

まずは朝晩5回ずつから始めましょう。

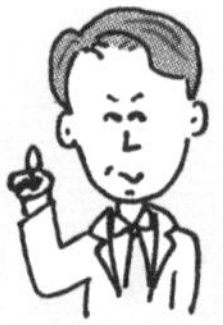

死ぬまで歩くには
スクワットだけすればいいのです

体と心に活力がわいてくる
スクワット

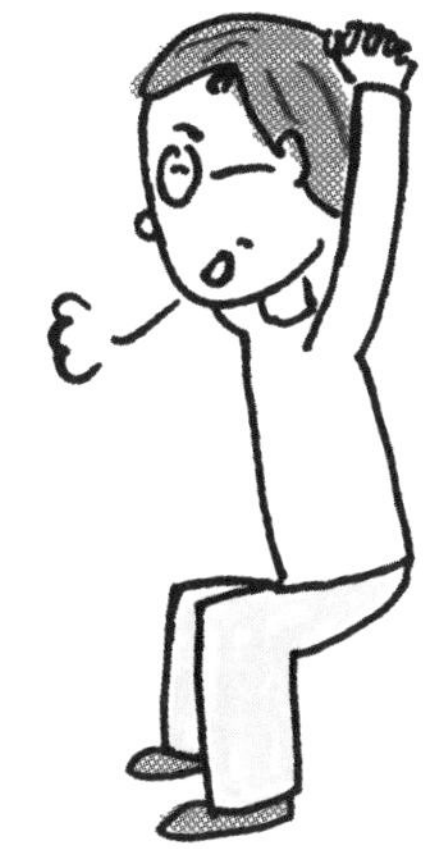

さらに自律神経が整うToDo

10年後、20年後の元気な自分をイメージしながら行いましょう。

❶ 両足を肩幅に開き、
両手を頭の後ろで組みます。

❷ 背筋を伸ばして、息を吐きながらひざが90度になるまでゆっくり腰をおろしていきます。ひざを曲げすぎたり、ひざがつま先より前に出ないように注意。

❸ 息を吸いながら、ゆっくりひざを伸ばしていき、❶の姿勢に戻します。

起き抜けに1杯。水をこまめに飲む

朝起きたら、朝食をとる前にコップ1杯の水を飲みましょう。
医学的なメリットは3つあります。

睡眠中に濃くなった胃酸が適度に薄まり、朝食の消化吸収を助ける。

眠っている間に汗で水分を失い、ドロドロになっている血液がサラサラになる。

自律神経とリンクしている胃腸の神経が刺激されることで、自律神経の働きがよくなる。

ここに私は、今だからこその4つ目のメリットを加えたいと思います。

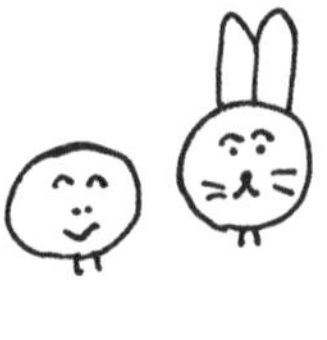

「起き抜けに水を一気に飲むことで、朝のスタートボタンを押すことができる」

以前は通勤や趣味のための外出が、朝のスタートボタンだったかもしれません。だけどもし、それが失われているとしたら、スイッチはオフのままです。活動モードにならないまま一日が始まり、なんとなく終わってしまうでしょう。

だから、水を飲むことでスタートボタンを押しましょう。

水は命の源ですから、朝だけではなく一日を通してこまめにとるのがおすすめです。目安は一日1～2リットル。特に、緊張したときやイライラしたときなどに積極的に飲んでみてください。その水が、体に入り、血液が全身にサーッと流れていく様子を想像しながら飲みましょう。自律神経が整いやすくなりますし、鬱々とした日常が洗い流されていくようで、さわやかな気持ちになりますよ。

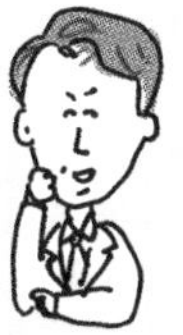

1杯の水が、朝のスタートボタンを押してくれます

一日3食を決まった時間に食べる

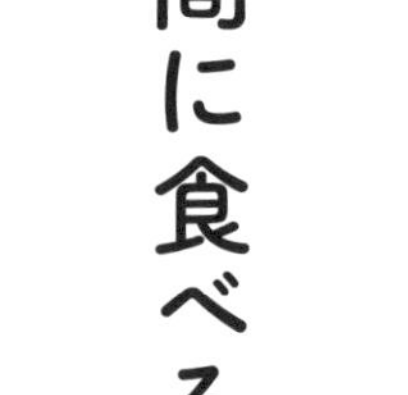

食事は、何を食べるかということも大切ですが、「いつ」食べるかも大事です。食べたものは約6時間で小腸の末端に到着するため、体のリズムを考えると、6時間ごとの食事が理想的。一日3食を、おおよそ決まった時間に食べると自律神経が安定します。自律神経を整えるために大切なのは、腸を常に一定の勢いで動かしておくことなのです。特に朝食は大切です。コロナ禍で時間軸が乱れがちだからこそ、朝食は忘れずにとって、体にリズムを刻んでいきましょう。

食べ物は、食物繊維、ビタミン、発酵食品などを積極的に摂取してください。

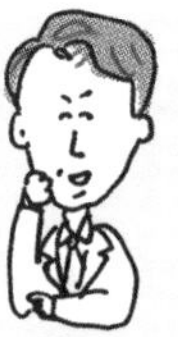

決まった時間に食事をとると、自律神経が安定します

自律神経が整う食事のポイント

1 6時間ごとに3食食べる

できる範囲で大丈夫。ただ、夜遅くの食事は胃腸に負担がかかるので、20時までに終えられると◎。どうしても食べるのが遅い時刻になる場合は量を減らしましょう。

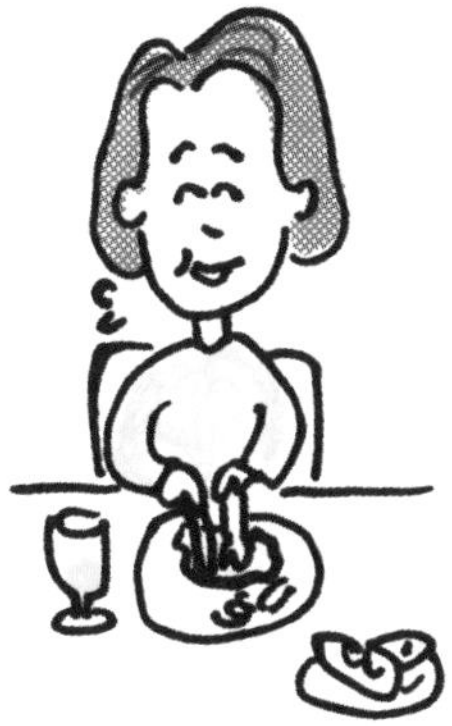

さらに自律神経が整うToDo

自分の口から食事をとれ、舌で味わえることに感謝しながらいただきましょう。

2 よく噛んで食べる

早食いをすると脳の満腹中枢が察知する前に食べすぎてしまい、肥満の原因に。また、よく噛むと自律神経が高いレベルで安定します。噛むときに分泌される唾液には、消化酵素や免疫物質、若返りホルモンといわれる「パロチン」も含まれています。

3 好きなものを楽しく味わって食べる

偏食を避けたり、腸によいものを食べることも大切ですが、ストレスのかかる食生活は、自律神経をかえって乱します。ですからまずは、食べたいものを楽しく味わって食べる習慣をつけましょう。そんな習慣が身につくと自律神経が整い、自然とバランスのいい食事を体が欲するようになります。

世界一やさしい&ためになる自律神経の話②
自律神経は2種類ある

何と何？

「交感神経」と「副交感神経」

特徴

「交感神経」は緊張・興奮の神経で、車にたとえるとアクセル。「副交感神経」はリラックスの神経で、車にたとえるとブレーキ。

アクセルだけだと暴走するし、
ブレーキだけだと動かないので両方大事

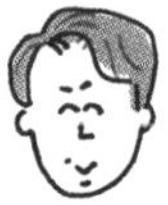

それぞれの働き

交感神経		副交感神経
アクティブ	体	リラックス
収縮させる	血管	弛緩させる
アグレッシブ	気分	穏やか
上昇させる	血圧	下降させる
瞳孔を拡大させ、唾液を減らす	目・口	瞳孔を縮小させ、唾液を増やす
心拍数を増やす	心臓	心拍数を抑える
緊張させる	筋肉	弛緩させる
蠕動運動を抑制する	胃腸	蠕動運動を促す
促す	発汗	抑える

働き方

ほとんどの器官を交感神経と副交感神経が二重支配していて、常にバランスをとりながら体のリズムを作っている。

2章

〝一番若い〟毎日のために、「技」を磨く

「技」を磨くとは、どういうことか？

健康の土台は「体」です。その上に「技」があり、さらにその上に「心」があります。「体」が整っていれば「技」を実践でき、「心」もよい方向に変わりやすくなります。

ここで言う「技」は「生活習慣」のことです。

呼吸の仕方、寝る前にすること、日常に取り入れたい行動など。何かしら自分の生活に落とし込み、アクションを起こせる「技」を本章で紹介していきます。

まずは、一日一つ、週に一つでもかまいません。今の自分にできそうなこと、気になることから少しずつ取り入れていきましょう。

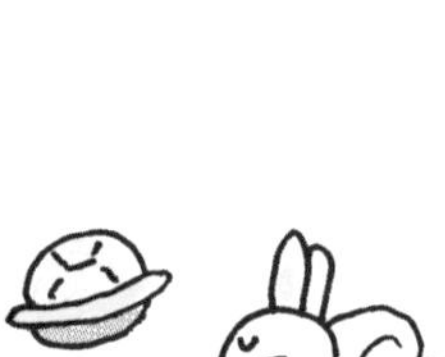

「体」+「技」+「心」で健康に！

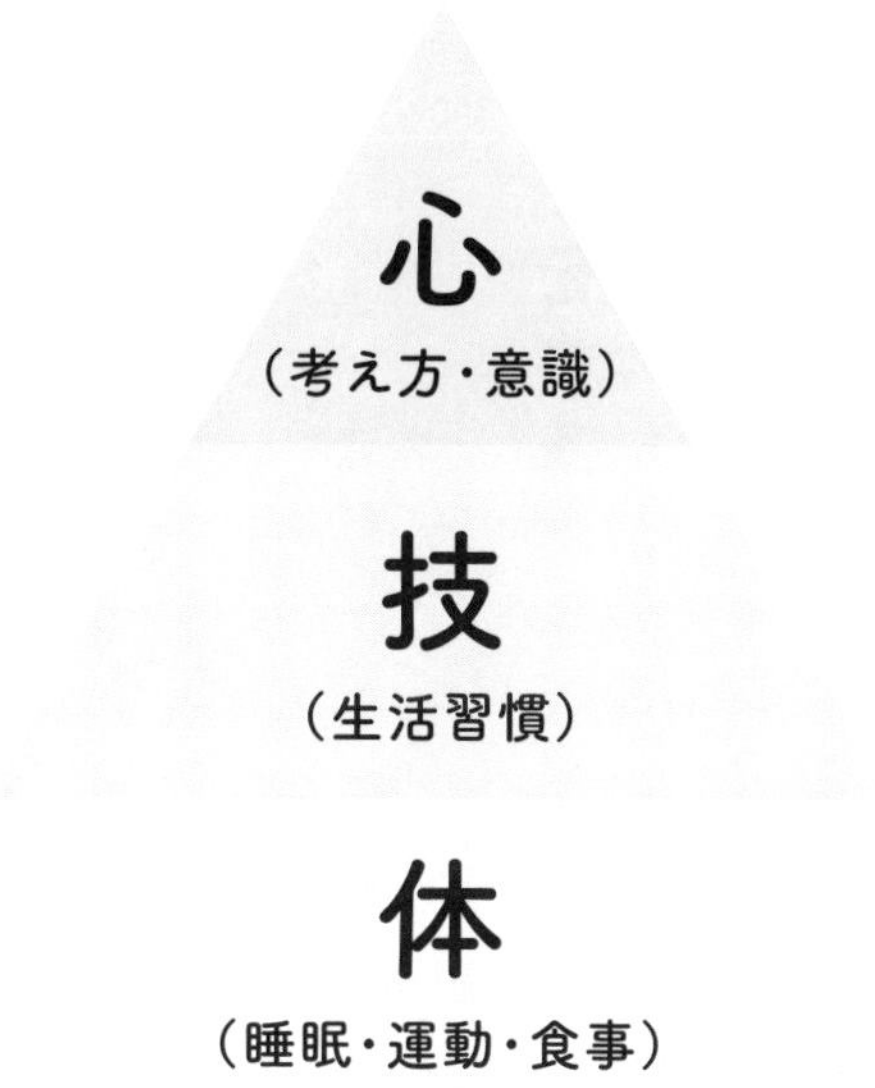

何歳からでも始められる 技を磨く10の習慣

深呼吸をする

ワンツー呼吸法をする

就寝前に3行日記を書く

「年だから」を封印する

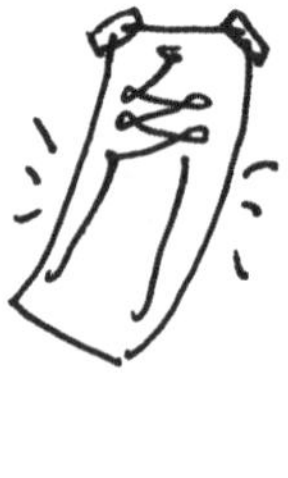

ルーティンを決める

パワースポットに行く

やりたいことリストを作る

「ゆっくり」を意識する

マスクの下でも口角を上げる

「未来日記」を書く

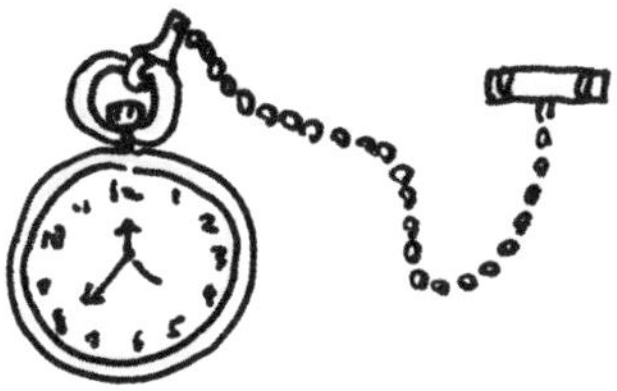

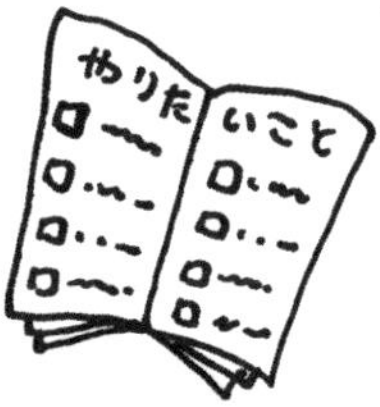

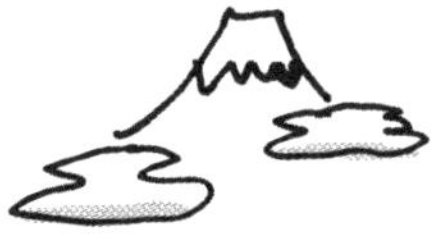

余裕がないと、人は変わってしまう

パンデミックが発生した当初、「なんでマスクがないんだ！」と、お店の方に罵声を浴びせる人がいるというニュースが度々流れました。たとえふだんは穏やかな人でも、追い詰められると余裕を失い、人が変わることがあります。

「余裕がない」という状態は自律神経を大きく狂わせます。その結果、より一層正しい判断や行動がとれなくなり、事態が悪化するという悪循環を招きます。凶悪な罪を犯す人間もそうです。精神的に追い詰められて余裕を失ったことで思考がゆがみ、どんどん悪いほうへ進んでいきます。

うっかりミスで重大な事故を起こす人もそうです。せわしない毎日を送っているせいで常に余裕がなく、判断力が鈍り、取り返しのつかない事故を引き起こし

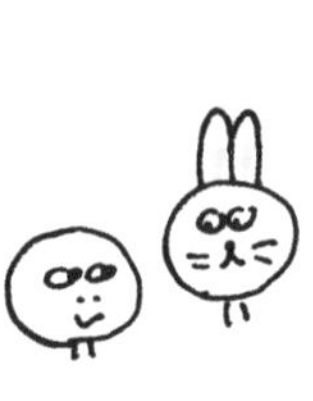

てしまいます。特にここ数年は、高齢ドライバーによる事故が大きく取りあげられています。いつもなら問題ない運転も、コロナ禍という異常事態によって自律神経のバランスが乱れ、本来の思考力が失われていることも一因かもしれません。

どのケースにおいても、私はつい考えてしまいます。その人が、もしも一日に一度でもいいから、空を見上げて「空が青いなぁ。気持ちがいいな」、そんな風に思える心の余裕があったら、その人の人生はどうなっていただろうか、と。

余裕を持つための習慣をその人が持っていたら、できるだけ多くの人が持っていたら、世の中はもっと平和で素晴らしいものになるのではないでしょうか。

だからもし、余裕がないなと感じたら、まずは深呼吸をしてみてください。それだけで自律神経が整い、心が穏やかになって、判断力も高まります。

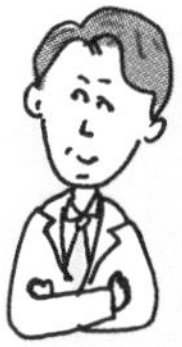

一日に一度でも、空を見上げる余裕があったら

すべてを想定内にする

「まさか自分が癌になるなんて……」

こう言う人は多いです。たしかに調子が悪いとは思っていたけど、日々が忙しかったり、まぁ大丈夫だろうという気持ちがあったり、さらに今はコロナ禍ゆえに外出を控えていたりして受診が遅れる。しかし、いよいよおかしいということで検査を受けてみたら癌……。想像もしていなかったことが自分の身に起きて、ショックを受ける気持ちはわかります。

しかし、今は二人に一人が癌になる時代です。

冷静に考えると、自分もそうなる可能性は大いにあります。

だから、「まったく想像していなかった」というよりは、「考えないようにして

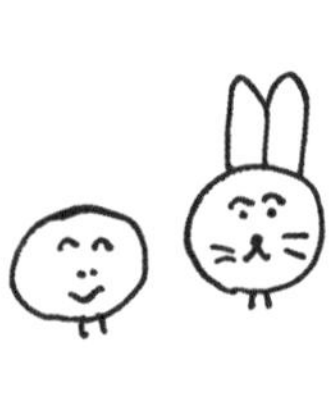

いた」という方が正しいのかもしれません。

自分が大病を患うなんて、考えたくないのが当たり前です。ある60代の方は、「知らなきゃ病気じゃない。だから検診は受けない」と言っていました。もし検診を受けて病気が見つかったら、その日から病人になってしまいます。そんなの楽しくない。だったら、できるだけ何も知らずに元気な人間として生きていたいと。

それも価値観の一つです。否定はしません。

ですが、やはり医師としては定期的に検診を受けることをおすすめします。崖っぷちに立ってから、自分が危機的状況にいることに気が付くのではなく、行く先に崖があるかもしれないことを想定しておいていただきたい。

そうすれば、道を変えたり、遠回りしたり、到着するまでにやりたいことをやりつくしたり、自分の納得いく選択ができます。

癌に限らず、人生には「想定外」が度々起きます。今回のコロナもそうでした。これは本当に想定外。「すべてを想定内にしておくこと」が自律神経を乱さないために大切だとはいえ、コロナ禍を想定内にしておくことは難しかった。

でも、おかげで私たちは学びました。「いつ何が起きてもおかしくない」ということを。これをしっかり踏まえておけば、今後、予想しないことが起きてもパニックになることを防げます。逆説的ですが「想定外のことは起きる」と想定しておけば、それも想定内になるのです。

人生にアクシデントはつきもの。

そう意識しておくだけでも自律神経は安定します。

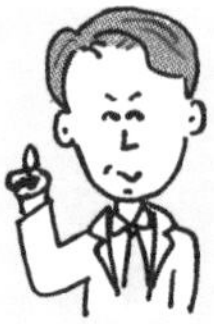

「想定外のことは起きる」と想定しておきましょう

逆境をプラスにしていく

国は、コロナで打ち出した政策の検証をしませんね。緊急事態宣言を出した結果、どのようなメリット・デメリットがあったのか。検証をしないとその取り組みがよかったのかどうかわかりません。でも、それをしない。

それは政府に限らず、個人にも言えることです。

意外と自分自身のことも検証せずに、流れにまかせていないでしょうか。

9割9分の人が「コロナ前と比べて、今の自分はなんか変だな」と感じていると思います。

でも、この状況に私たちはある意味慣れてしまいました。コロナ前の自分を忘れて、今の自分が本来の自分であるかのように感じているのです。

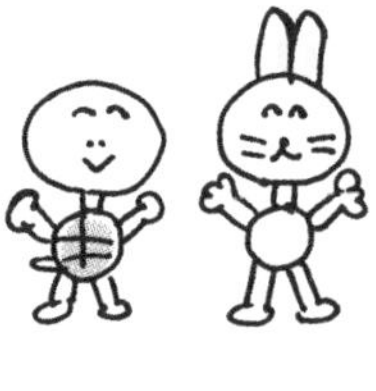

しかし、実際に比較してみると、真逆のところにいるのではないでしょうか。

それにいち早く気付く必要があります。

そのために、「何が変わったのかなぁ」と頭の中でぼんやり考えるのではなく、具体的なことを紙に書き出してみましょう。

例えば、食事のとり方、運動の仕方、人と接する時間、家族への貢献度など、一つひとつ書き出して、コロナ前と現在とを比較してみてください。

こういう地道な作業をしていかないと、今の自分と昔の自分の違いに気付かないと思います。

「闇深ければ暁近し」という言葉がありますね。

今は深い闇の中にいます。だから、もう暁はすぐそこです。

けれども、地道なことを積み重ねていかないと暁には行けません。暁にたどりつくためには、改めてすべてを見つめ直して、今の時代に合った戦略を練っていくことが欠かせないのです。

コロナがなければ、こういうことを真剣に考える機会は案外なかったと思います。忙しい日常にのまれて、どんどん流されていったでしょう。でも、コロナがあったから、一度立ち止まることができました。

大切なのは、逆境をいかにプラスにしていくかということです。

失った自分や時間をどう取り戻すかを考えるのではなく、前を向く。

前を向いて、新しい自分を作り上げていくために現状を把握する。

そして、検証するのです。

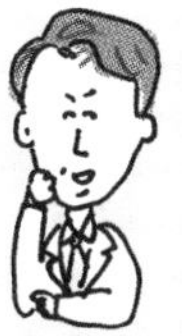

コロナ前の自分と今の自分を比較してみましょう

弱音を吐くのではなく検証する

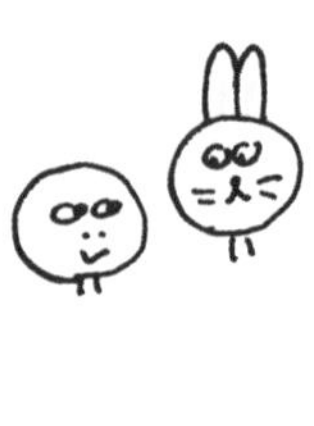

例えば、とても疲れているとき。
「あーあ、疲れた。もう年だな」と弱音を吐いて終わるか。
それとも、
「今、なんで自分は疲れているんだろう？」と検証するか。

この違いは大きいと思います。
弱音を吐くのではなく検証をすれば、それを改善する方法を考えることができます。弱音を吐くだけでは何も変わりません。しかも「もうダメだ」「なんでこんなことになったんだ」など、ネガティブな言葉を発すると、自律神経が瞬時に乱れることがわかっています。そして、一度乱れた自律神経は3時間は元に戻りません。

だから、失敗したときは、弱音を吐くのではなく検証をしましょう。

そのために大切なのは「意識」を持つことです。例えば、スーパーにエコバッグを持って行くのを忘れたとします。その場合は、失敗を紙に書き、原因を検証します。そうすると、次は失敗しないように意識できるようになります。

なんとなく今日はだらだら過ごしてしまったと思ったら、それも失敗のうちに入ります。その失敗に気付くためには、一日を振り返る。振り返ってみて、どんな一日だったか意識する。そういう積み重ねが大切です。

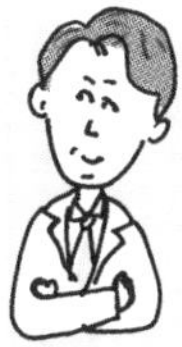

ネガティブな言葉を発すると自律神経が乱れてしまいます

「年だから」を封印する

今、希望を持っている人っているのかなと思います。ワクワクしている人って、いるのでしょうか。

特に60歳を超えてくると、ワクワクすることが減ります。ワクワクがないために、ただ単に毎日時間を費やして、死に向かって進んでいるような状態に陥っている人が多いのではないでしょうか。

自分をワクワクさせるためには、「なんでワクワクしないのか」を考えて、書き出すしかありません。

理由もわからないのにそこを責めても、どうにもならないからです。

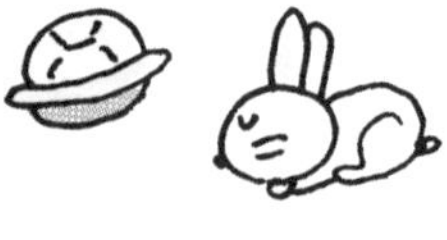

なぜ、自分はやる気が出ないのか？

ワクワクしないのか？

それを真剣に考える必要があります。

そうしないと、定年を迎えた後、劇的に老けていくと思います。私の同級生を見ても、すでに定年を迎えた人は、現役時代と比べてずいぶん印象が変わっています。

最悪のパターンは、心がダメになって「技」と「体」もダメになるということです。この3つがダメになると人間はボロボロになってしまうので、そうならないようにくさびを打つ。

だからまずは「技」と「体」の対策をしっかりやっておかないといけません。

私は鎌倉に泊まりに行くことが多いのですが、遊びに行くようになった当初は、荷造りしているだけでワクワクしていました。まるで遠足の前日のような心境です。ところが、近年はそれがゼロ。まったくワクワクしません。どうしてかなと考えて、思い浮かんだ最初の答えは「年だからかな」です。

この「年だから」というフレーズ。みなさんも、ことあるごとにつぶやいているのではないでしょうか。

でも、よく考えると、実際は直接関係ないことが多いと思います。「定年だから」「もう70歳だから」などという言葉も同じで、これらは全部、自分で自分を制限してしまっています。できることを見限って、自分で扉を閉めているだけなのです。

だけど本当はそうではなく、自分の考え方次第でもっと毎日を輝かせることができるはずなのです。

どうすれば前のようにワクワクしたり、うれしい気持ちを味わったりして、自分を活性化できるのか？

そう考え直した私は、なぜ鎌倉でワクワク過ごせなくなったのか、もう少し考えてみました。すでに過ごし方のパターンはできあがっているので、持ち物はいつも一緒。荷造りは機械的につめこむだけ。ラクといえばラクなのですが、そこに物足りなさを感じている気がしました。

そこで最近は、新しい予定を入れるようにしました。「いつか鎌倉にアトリエを作ってみたいな。DIYをしてみようか。そのために寸法を測ってこよう」「おいしいカフェに寄ってみよう。どこがいいか調べておこう」という具合です。

ちょっとしたことですが、自分をワクワクさせるということはとても大切です。どんなことでもいいと思うんですよ。

例えば、

スーパーの特売日を調べてその日を心待ちにする。

新作ドラマをチェックする。

植物を育てて生長を見守る。

私は、漫画の『キングダム』のファンで「週刊ヤングジャンプ」を定期購読しているのですが、リズムを作ってくれる楽しみなものを仕込んでおくというのもおすすめです。おかげで私は、パブロフの犬のごとく、発売日の木曜日になると自然とワクワクしています。

ただ、『キングダム』は月に1回休みになるのにショックをうけます。でも、このがっかりがあるからこそ、読んだときの喜びが高まるというもの。がっかりは意外と重要なのかもしれません。

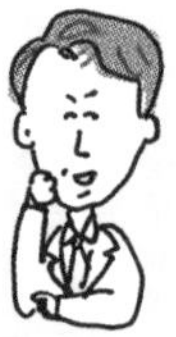

ちょっとしたことでも
自分をワクワクさせることはできるのです

3行日記で気持ちをリセットする

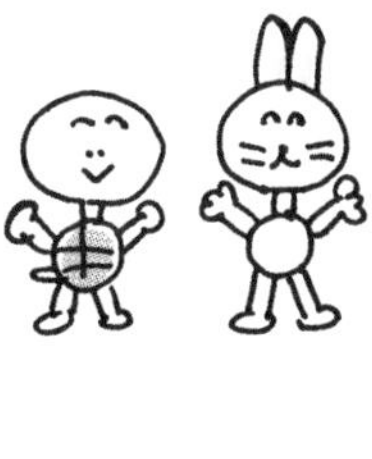

私は毎週月曜日に神社へ行きます。

お参りをしながら、まずは一週間の反省をします。やるつもりだったのにできなかったことや、失敗したことなどについてです。大がかりなものではなく、財布を忘れたとかその程度の話です。

次に、これから先の一週間で、失敗を活かしてやるべきことや目標を立てます。

これをすると、生活に区切りがつくように感じます。自分は今どこにいるのか？　本来いるべき場所からずれていないか？　そんなことを考えながら自分に修正をかけていくイメージです。

高齢になると、日々に区切りをつける機会が乏しくなりますね。イベントがあるからこそ生活にメリハリがつき、自然と区切りが生まれるのに、イベントそのものが減る。しかも、コロナ禍によって孫や友人など他の人を介して得ていたイベントも減ってしまいました。だからこそ、意識的に区切りをつけていくことが非常に大切です。

とはいえ、神社にしょっちゅう足を運ぶのは、近くにない場合は難しいかもしれません。

でも、大丈夫。神社に行く以外にも生活に区切りをつける方法はあります。

それは日記を書くことです。

日記を書くという行為は、その日の幕を自分で閉じる儀式です。

生きていれば、悲しいことや悔しいこと、怒りがこみあげてくることなど、さまざまな出来事に見舞われます。そんな負の感情を吐き出して、「今日はもう終わり！」と幕を閉じる。

そうして、一日一日に区切りをつけて、気持ちをリセットしていく。それが、悪い流れを断ち切るとともに、明日の自分に活力を与えることにも役立ちます。

しかも、ご紹介する日記の書き方は、私が自律神経を最大限整える観点から考案したものです。書くのはたった3行だけ。

この「3行日記」には日々のモチベーションを高める効果もあります。ぜひ取り入れてみてください。

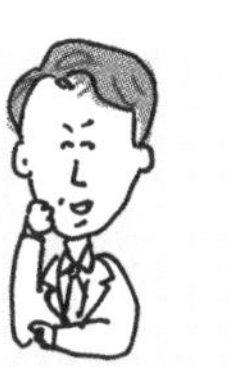

今の嫌な気持ちに、
今日のうちに終わりを告げましょう

明日の活力を生む「3行日記」の書き方

1行目に「今日失敗したこと」を書く

・スーパーにエコバッグを持っていくのを忘れた
・妻に八つ当たりをしてしまった
・寝すぎて体が痛くなった…etc.

2行目に「今日一番感動したこと」を書く

・庭のトマトが実をつけた
・階段を上っても息切れしなかった
・きれいな富士山が見えた…etc.

3行目に「明日の目標」を書く

・1週間の献立を考える
・新しい公園を散歩する
・おいしいコーヒー豆を調べる…etc.

さらに自律神経が整うToDo

夜ひとりで机に向かい、お気に入りの
ノートやペンを使って書きましょう。

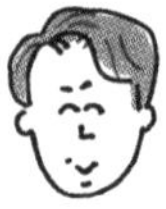

自分なりのルーティンを決める

いちいち考えなくてもできる、自分を元気にするためのルーティンをぜひ作ってみてください。

例えば、「昼食後に20分くらい歩いてみる」「エスカレーターではなく階段を使う」という具合です。

自分の体と心にメリットになることを日常に組み込んでいくと、どんどんエネルギーがわいてきます。

また、パワースポットに足を運ぶのもおすすめです。

パワースポットといっても、決して厳かな神社仏閣や有名な観光地などである必要はありません。自分なりのパワースポットでいいんです。

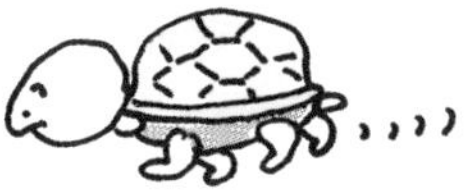

例えば、デパ地下。賑《にぎ》わいがあって、次々と目新しい刺激がとびこんできますよね。なんとなくワクワクして、楽しい気分になってきませんか？

お店で注文するものを決めておくのも一案です。

私は学生時代から通っているお気に入りのカフェがあるのですが、そこでは必ず、コーヒーとミルクが2層になったオレグラッセというドリンクと、チーズケーキを頼みます。食べれば元気になることがわかっているからです。

悩まないので時間が節約できますし、頭も疲れません。

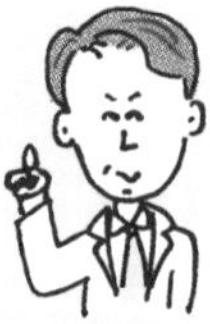

ルーティンがあると、エネルギーがわいてきます

どうすれば元気が出る?
今すぐできる具体例

自分なりのルーティンを決める

・昼食後に20分くらい歩く
・2階までならエスカレーターではなく階段を使う
・コーヒーを午後3時に飲む
・コーヒーを飲むときは、仕事の戦略を練ったり、日々のタスクを整理したりするのではなく、自分の心を豊かにすることをリストアップする
・週に1度、花を買って飾る
・食事のときはテレビを消して好きな音楽をかける…etc.

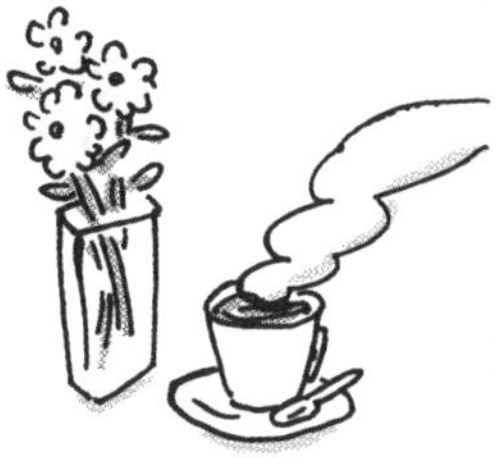

自分なりのパワースポットに足を運ぶ

・家電量販店へ行く
・八百屋さんへ行く
・デパ地下を見て回る
・公園を散歩する
・美術館へ行く
・商店街を歩く…etc.

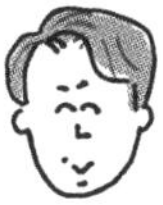

さらに自律神経が整うToDo

「自分はどうすれば元気が出るのかな?」と、ポジティブな気持ちで楽しみながらリストアップしましょう。

やりたいことリストを作る

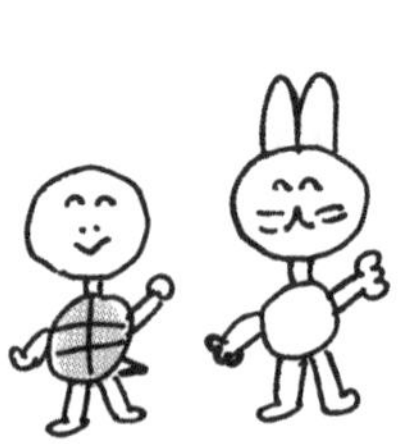

人は、目の前に光が見えてくると勇気がわいてきます。でも、今はまだ光が見えにくいですね。そのため、特に高齢の方は「このまま人生が終わってしまうかもしれない」と悲観し、「早くコロナの収束宣言をしてほしい」と願っているかもしれません。

でも、他人に期待をするのはやめましょう。裏切られるだけです。どんなに心の中で願って期待しても、状況は簡単には変わりません。

だから、自分にできることをする。

自分で光を用意してみてはいかがでしょうか。

例えば、コロナが明けたときのやりたいことリストを作ってみる。「旅行に行く」「孫に会いに行く」など、行きたい場所や会いたい人などを思いつくままに書いてみるのです。すると、そのためには、今何をしておくといいかが見えてきます。旅行に行くにはお金が必要だから貯めておかないといけませんし、足腰も強くしておく必要があるでしょう。

つまり、今を「やりたいことの準備期間」に充てるということです。不思議なもので、目標を持ってしっかり準備していると、エネルギーがわいてきます。その結果、目標もちゃんと達成できるのです。

頭の中で考えてもいいですが、紙に書くほうがおすすめです。文字にすることでアバウトな考えが明確になります。

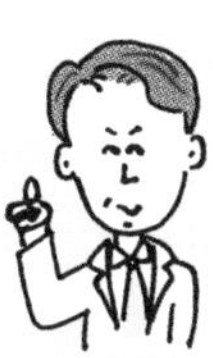

国や他人に期待せず、自分にできることをしましょう

新しい経験をする

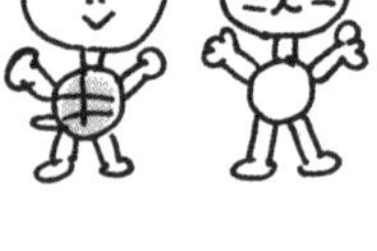

私はあまりオシャレではないので、安価なスーツを年のはじめに5着買って、それを着つくして次の年に買い替えるというスタイルをとっています。

でも、若い人と交流すると、私のゼロに近いオシャレ心も少し刺激されました。

とあるプロジェクトを立ち上げることになり、虎ノ門ヒルズへ行ったのです。上層階で景色は抜群。プロジェクトメンバーには若い女性が10人ほどいて、みなさん洗練された装いをしています。

そういう若い人たちと関わるとなると、やっぱり変な格好で行くわけにはいきません。もちろん、安価なスーツとはいえまったくおかしな服装ではないのですが、ちょっとネクタイはいいものをつけてみようかなとか、新しい考えも芽生えます。

ふだんと違う経験は、とても新鮮な刺激を与えてくれますね。新しい経験は、新しい自分を作ってくれるのです。

ですから、読者の方もぜひ、新しい経験を自分に与えてみてください。

例えば、コンビニで新作スイーツを買って食べてみる、ウォーキングのコースを変えてみる、室内ではなくベランダでティータイムを楽しんでみる……など。大それたことである必要はありません。日常を彩ってくれる、ちょっとしたことでいいんです。

そうやって、新たな一面を自分に刻んでいくと、ダイヤモンドがカッティングで輝きを放つように、自分自身の輝きも増していくのではないでしょうか。

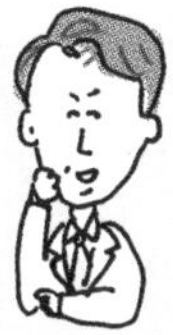

日常を彩る新しい経験をしていきましょう

身の回りを整理して、定年後にスタートダッシュを切る

私は今62歳なので、定年を迎える3年後までに、どれだけ準備をしておけるか。定年後の新生活に向けて、いかによいスタートダッシュを切れるか。それが、私の定年後の人生を決めると思っています。

だから私は、整理整頓計画を立てています。

まず、半年以内に家を整理します。そして次の1年間で教授室を整理します。椅子や本棚は処分。教授室には机とティッシュがあるだけで、他には何もないような状態にする予定です。

そうすると、残りの期間はまるまる身軽な状態になります。定年を迎えた瞬間、ダッとスタートを切る。そんなイメージでいます。

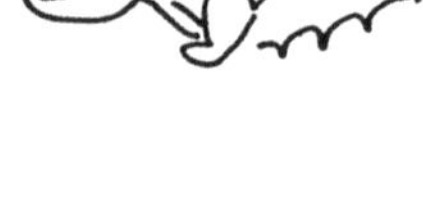

身軽な状態を作っておくと、安心して好きなことができますよね。家具や家など物理的なこともそうですし、精神面でもそうです。

整理ができていないと、いろいろと不安もあるから思い切った一歩を踏み出せないけれど、整理していれば旅に出ることも可能です。1か月、3か月くらいかけて日本全国を回ってみたり、どこかでプチ移住生活をしてみたりすることもできます。

それができない環境というのはよくないと思います。

人間は、動こうと思えばいくらでも動けます。ただし、そのための体力、気持ちがついてこないと動けない。

だから、まずは体を整えて、技を磨き、心を輝かせるのです。

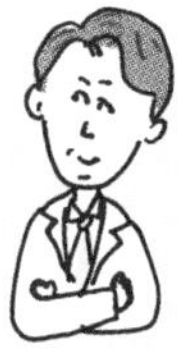

私は、整理整頓計画を立てています

「ゆっくり動く」「ゆっくり話す」「ゆっくり朝を過ごす」

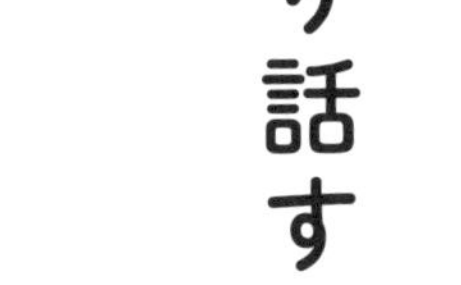

ふだんの生活を思い浮かべてみてください。

調子がいいときは自然とゆっくり動いていませんか？　ゆっくり草木に水をあげる。ゆっくりお茶を飲む。ゆっくり会話する。そんなときは、きっと心が穏やかで体も軽いと思います。

反対に、調子が悪いときはバタバタ動いている。それだけではなく、バタバタ動いているときは調子が悪い。そんな図式が成り立つことでしょう。

実は、名医といわれる人ほど、ゆっくり行動します。

例えば、緊急オペが必要な人が運ばれてきて、緊迫感あふれる現場でも名医は動じません。「はいはいはい、ちょっと見せてもらえますか～」など、非常にゆっくりした話し方をします。そして「ゆっくり速く」手術を成し遂げます。無駄な動きが一切ないから優雅に見えるけれども、実際はものすごくスピーディーなのです。ゆっくり行動することで自律神経を整えているからこそ、高いパフォーマンスを発揮できるのでしょう。だからみなさんもぜひ、日ごろから「ゆっくり」を意識してみてください。

とはいえ、特に朝は忙しいので「ゆっくり」を意識していたとしても慌ただしくなりがちです。そこで「ゆっくり」が作動しやすくなる朝の行動を紹介します。

朝起きたらまずはじめに、カーテンと窓を開けて、外を見ながら大きくバンザイをしてみてください。太陽の光、新鮮な空気、伸び、それらがトリプル効果で自律神経を整え、一日をよい方向へ導きます。

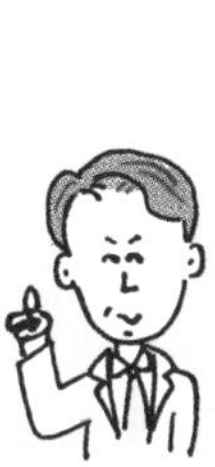

ゆっくり行動することで
自律神経を整えるのです

ゆとりのある1日に導く
朝一番の行動

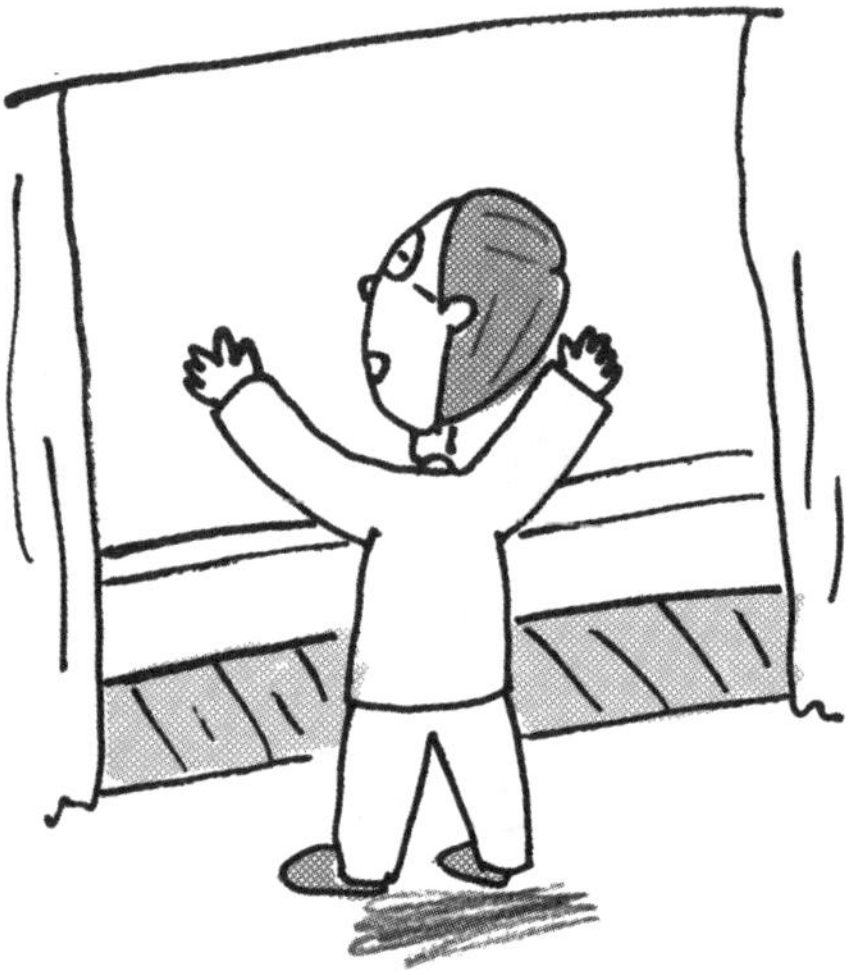

さらに自律神経が整うToDo

日の光を浴びながら「よく寝たなぁ」と口に出しましょう。

カーテンを開けてバンザイし、
日の光を浴びましょう。
太陽光が目に入ることで、
夜にぐっすり眠れるホルモンも
生成されやすくなります。

いい加減になりそうなことを、いい加減じゃなくやる

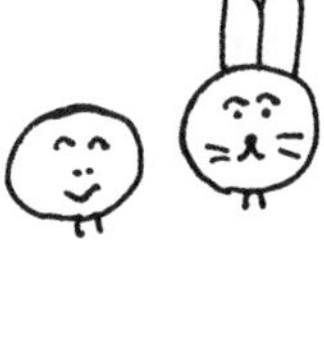

夏にあるテレビ番組の収録を屋外でしていたとき、蚊に9か所もくわれてしまいました。実は、前回の収録でもくわれました。前回蚊にくわれたときの教訓が、まったく活かされていなかったわけです。私は何も考えず、ただ流れで収録に行ってしまったということです。8割方はできていたと思うんですよ。ちゃんと虫よけスプレーは使っていましたから。でも、半袖で臨んだのが失敗でした。くわれた9か所は全部腕だったからです。長袖にしておけばよかったです。

つまり、ちょっとでもいい加減さが残っていたら、新しい自分は作れないということです。

感覚的には１２０％。これまでの１２０％の準備で事を起こしていかないと、

下降している自分を上昇させることはできません。

蚊の一件で反省した私ですが、つい先日も家を出て歩き出した後、忘れ物に気付きました。なくても問題はない程度のものです。ここ最近の私でしたら、「まぁ、いいか」と流していたと思います。でも、その日の私は違いました。家に取りに戻って、失敗した自分を修正したのです。

自分がダメな方向に行っているときというのは、何かしら抜けが生じています。例えば上りの階段を目の前にして、「階段にしようか、それともエスカレーターにしようか」というときに、ダメなときはやっぱりエスカレーターを選んでいます。ちょっとしたことではありますが、いい加減になりそうなことを、いい加減じゃなくやる。その意識が非常に大切です。

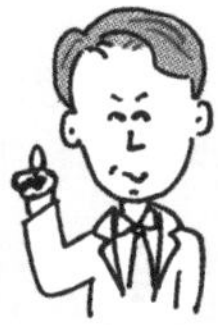

「まぁ、いいか」と流さないようにしましょう

日常の小さなことを一生懸命やる

例えばスーパーに行くにしても、お金はいくら持って行くのか、重くなったときのために何か準備しておくことはあるのか。そういうことを考えてから行く場合と、とりあえずただ単にスーパーへ行って、「あ、こんなに重い」と大変な思いをして帰ってくるか。この違いは大きいです。

生活の中のワンパート、ワンパートを一生懸命やる。そこをばっちり決めていくということは大事です。

そのためには、事前に計画を立てる、イメージをしておくことが欠かせません。

イメージしておけば、それがうまくいったとき、ちょっとうれしい気持ちになりますね。たとえうまくいかなかったとしても、一度イメージしているおかげで、

「どうすればよかったのかな？」と検証もしやすくなります。

　これは昨日の出来事ですが、私はおととい福岡に出張していて、疲れて帰ってきました。そして昨日は、研修の講師を丸一日務めることになっていました。疲れ果てていたのでしょうか。家を出て数歩歩いたときに、「あれ？　鍵をかけなかったかな？」となりました。鍵をかけるというのは特に意識することなく、流れで行うことが多いと思います。だから、そのときの私もわざわざイメージなんてしていませんでした。でも、ちゃんと「鍵をかけて出発する自分」をイメージしておけば、あたふたすることはなかったわけです。それを怠ったのが悪かったと反省しています。事前にイメージして予行演習をしておく。そうすれば、自律神経が乱されることも、時間を無駄にすることもありません。

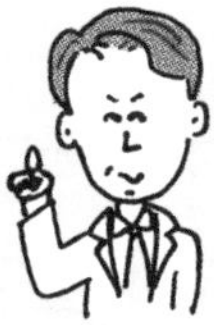

イメージしておけば 自律神経が乱れることはありません

調子が悪い日もあって当然。そういうときは諦める

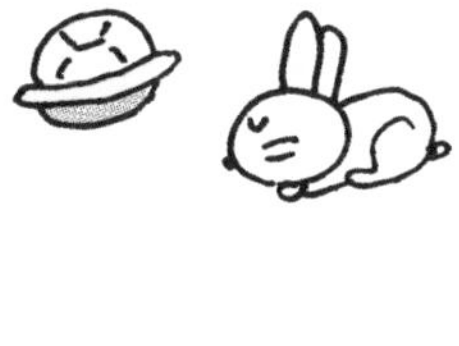

なんとなく調子が出ない日もあると思います。原因を検証してもわからないこともあるでしょう。そんなときは「今日はしょうがない」と諦めてみてください。諦めるというと後ろ向きの印象を受けるかもしれませんが、「諦める」は「明らめる」でもあります。できること、できないことを明らかにして気持ちを切り替えるということです。人間なんですからダメな日もあって当然です。だからそういう日は諦めて無理をせず、できることだけコツコツ取り組んでいきましょう。

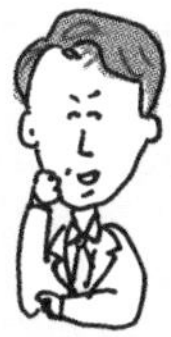

「諦める」は「明らめる」でもあります

「笑う門には福来る」は医学的に正しい

いつも笑顔でいる人には幸運が集まってくるという意味のことわざ「笑う門には福来《きた》る」は、医学的にも正しいと言えます。

実は、笑顔には自律神経を整える力があるのです。

いろいろな表情をしたときの自律神経の状態を計測する実験を行ったところ、笑顔を作ると副交感神経の働きが上がるという結果を得ました。

これは自分だけではなく相手の自律神経を整えるのにも有効であり、「医者が笑顔でいると患者さんの治りが早い」と常々感じています。笑顔によって心が穏やかになり、自律神経が整うことで免疫力が高まるからだと考えられます。

つまり、笑顔には人を元気にする医学的なパワーがあるということです。

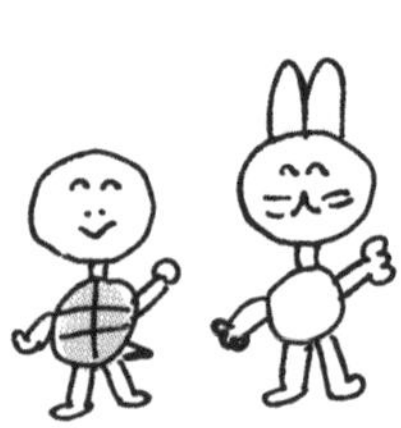

そして先ほどの実験では、非常に興味深いことがわかりました。それは、心からの笑顔ではなく、作り笑顔でも自律神経は整うということです。口角を上げるだけの作り笑顔でも同様の結果を得たのです。自律神経は顔の神経や細胞とも密接に関係しているため、表情筋の緊張がほぐれることが関係しているのでしょう。

さて、世の中的には、もうしばらくマスク生活が続きそうです。目が笑っていないのに口角を上げていると、ちょっと異様な印象を与えてしまいますが、マスク生活ならそんなことはわかりません。積極的に笑顔を作っていきましょう。

マスクの下で口角をキュッと上げる。

人知れず行える自律神経トレーニングです。

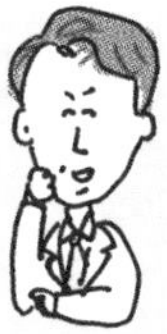

作り笑顔でも、自律神経は整います

深い呼吸とため息で健康を呼び込む

呼吸は自律神経がコントロールしていて、交感神経が優位だと浅くて速い呼吸になります。1分間に20回以上呼吸をしていたら、交感神経が過剰になっているサインです。反対に深い呼吸には、副交感神経を優位にする力があります。具体的に、どのような呼吸をするとよいのか左ページで紹介します。ちなみに、ため息をつくことも自律神経を整えるのに有効です。最初に深く吐き出す分、酸素を多く取り込めるからです。ため息は幸せを呼び込むリカバリーショットなのです。

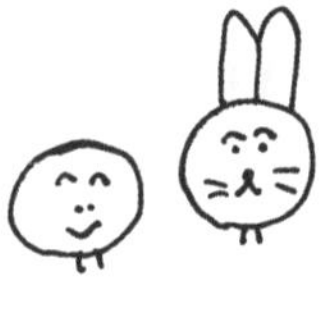

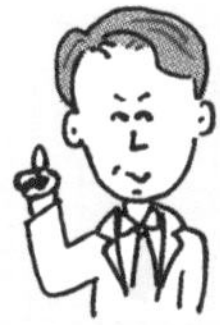

深い呼吸で副交感神経を優位にしましょう

健康を呼び込むワンツー呼吸法

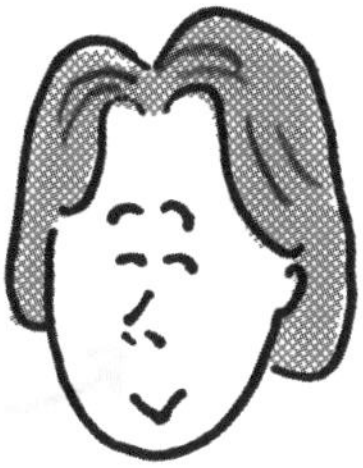

鼻から息を3〜4秒かけて吸う

口呼吸でもかまいませんが、鼻呼吸は、粘膜や毛によって空気中のほこりや病原菌をシャットアウトできます。

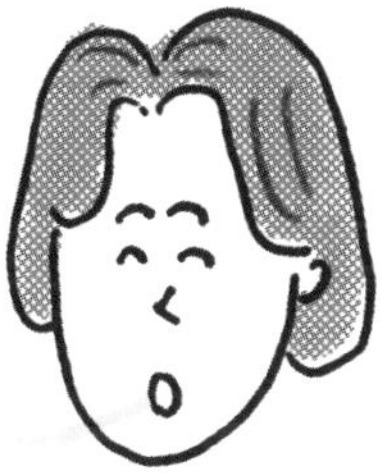

口をすぼめて6〜8秒かけて息を吐く

「吸う」と「吐く」が1：2（ワンツー）の割合になるようにしましょう。ゆっくり長く息を吐くことで、頸部にある圧受容体という器官が反応し、副交感神経の働きが高まります。

さらに自律神経が整うToDo

なるべく姿勢をよくして行いましょう。酸素をスムーズに取り込めるので効果が高まります。

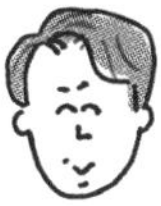

人付き合いの環境を整える

定年退職やコロナを機に、夫婦で顔を突き合わせる時間が増え、かえって夫婦仲が悪くなったという声も聞きます。

相手の機嫌が悪いと、こちらまで嫌な気分になってくることがありますよね。実は、その理由は医学的に説明できます。

なんと、自律神経の状態は伝染するのです。

近くにいる人の自律神経が乱れていればこちらも乱れるし、自分が乱れていれば相手の自律神経も乱れます。

逆もまたしかりで、近くにいる人の自律神経が整っていればこちらも整うし、自分が整っていれば、相手の自律神経も整います。

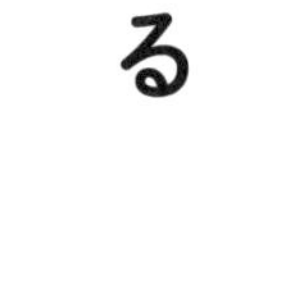

自律神経が乱れると、ｐ38で説明した通り、心身に多大な悪影響が及びます。ですから、そう考えると人間関係はとても大切。

ストレスをまき散らしているような人や、愚痴ばかり言っているネガティブな人の傍にいると、こちらまで悪い影響を受けてしまいます。

特に、怒りは身体的に百害あって一利なし。

怒りっぽい人のとばっちりを受けて、自分まで怒りの感情を抱くと、自律神経は瞬時に乱れます。「怒りで頭にカーッと血がのぼる」というのも、自律神経の仕業です。そんな風に怒ってばかりいたら血管がボロボロになって、老化のスピードが加速し、さまざまな病気を引き起こしてしまいます。

だから、人と距離をとることがよいとされる今だからこそ、人間関係を見直してみてはいかがでしょうか。

ストレスを与えてくる人とはなるべく交流を避け、楽しく過ごせる人とだけ、時間をともにすると健康的です。

とはいえ、対象が家族の場合は距離をとるのは難しいですよね。

ですから、豆知識として、怒りそうになったときに怒りを抑える方法を紹介します。

「自分は今、怒っている」と、自覚してください。

これだけで、怒りの半分は収まります。

ネガティブな話は聞き流し、負の感情に巻き込まれないようにすることも大切です。

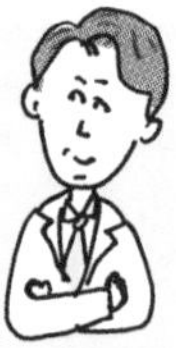

怒りっぽい人とはなるべく距離をとりましょう

一日30分だけ片付けをする

世の中を取り巻く環境は変えられないけれど、もっと小規模な環境、つまり自分の部屋の環境は、自分次第で簡単に変えることができます。

環境というものは、自律神経に大いに影響を与えます。散らかっていたり、ごみが散乱して臭かったり、物が崩れ落ちてきそうで安心できなかったり。そのような環境に身を置いていると、自律神経はどんどん乱れていきます。

だからまずは、一日30分だけ片付けをしてみましょう。

一気に片付けたくなるかもしれませんが、おすすめしません。自律神経＝体のリズムなので、極端な片付けは、朝型人間が夜型人間になるようなもの。少しずつ毎日取り組むほうが自律神経的には効果があります。

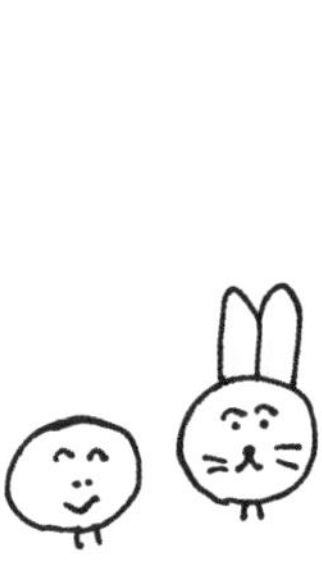

取り組む時間は、午後から夕方にかけて、ちょっと頭が疲れてきたタイミングがよいでしょう。実はこの時間帯は、自律神経が、活動モードからリラックスモードに移行するタイミングのため、交感神経の働きは下がってきて、副交感神経の働きは上がろうとしているところ。つまりどちらもパワーが低いのです。ここを狙って片付けると、自律神経が活性化して頭も体もすっきりします。

　ちなみに私は、家で皿洗いをよくするのですが、これも自律神経を整えるのに有効です。汚れていたものがきれいになるというわかりやすさが好きです。水の流れを感じながら皿洗いをしていると、とてもすっきりします。

　家事も立派な自律神経のトレーニングになるんですよ。

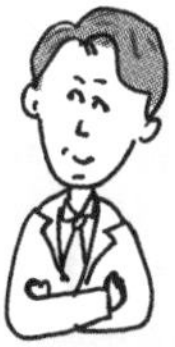

部屋が散らかっていると自律神経も乱れるのです

「未来日記」を書いて自分を輝かせる

最近思うのは、人にはその時代、その時代の輝き方があるということです。

若いころは、エネルギッシュで太陽のような輝きかもしれないし、晩年は月のように穏やかな輝きかもしれません。

どちらも等しく尊いものです。

だから、年をとったことを嘆く必要はまったくなくて、今の自分にふさわしい輝き方を見つければいいのではないでしょうか。

自分が何をしたいのかが明確で、それに向かって努力している人は必ず輝きを放ちます。

それを何歳からでもサポートしてくれる「技」があります。

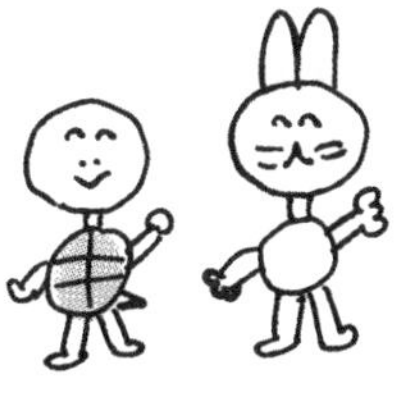

「未来日記」を書くことです。

日記は通常、起きた出来事について記していきますが、未来日記は逆。まだ起きていない未来を想像して書くものです。

理想の未来を思い描き、そのために今できることを明確にしていくことで、自分の進むべき道が見えてきます。

未来日記を書くことで、最高の自分を作り上げることができるのです。

もちろん、理想通りにいかないこともありますが、大切なのは、うまくいかなくても落ち込まずに、新しく生き直す感覚を持つことです。

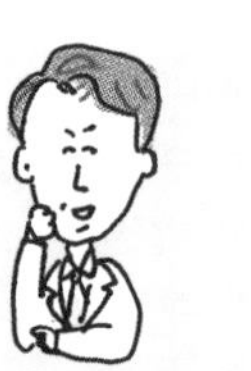

自分が何をしたいかが明確な人は、輝きを放ちます

最高の未来を創る！
「未来日記」の書き方

1 最高の未来の自分をイメージする

3か月後、半年後、1年後など未来の自分をイメージします。どんな生活をして、何をしている自分が最高に幸せなのか、具体的に想像します。

2 手帳やノートに「完了形」で書く

最高の未来として見据えた目標を「完了形」で書き、叶えたときに感じるであろう感想を添えます。

202X 年△月
【目標】体力がついて階段をラクに上れるようになった。
【感想】若返ったみたいでうれしい！

3 そのときまでにやるべきことを書き、達成できたか見返す

設定した年・月までにやるべきことを書き出します。そして、そのときがきたら、達成できたかどうか見返します。できなかったことは次回に繰り越して、最高の未来を手に入れられるように修正していきましょう。

さらに自律神経が整うToDo

スマホやパソコンではなく、手書きしましょう。字の乱れは心の乱れ。手で丁寧に文字を書くことで自律神経が整います。

世界一やさしい&ためになる自律神経の話③
自律神経の理想の状態は?

指標は2つ
「バランス」と「パワー」

バランス

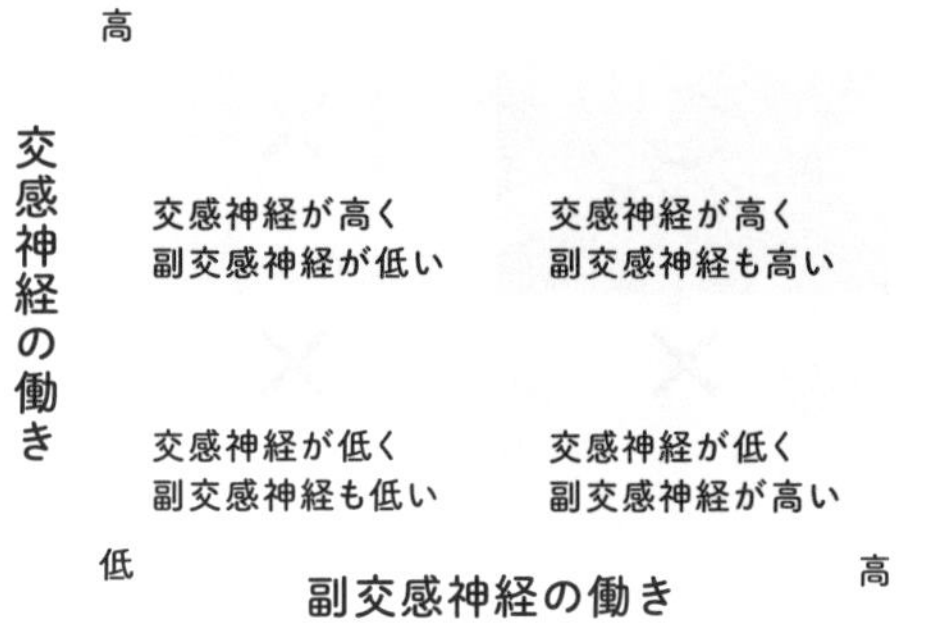

交感神経と副交感神経が等しく働き、両方とも高いレベルにあることを「自律神経が整っている」と言います。

パワー

加齢とともに副交感神経のパワー(活動量)は低下していきます。それにより自律神経のバランスが乱れます。そのため副交感神経を高めてバランスをとることが大切。バランスが整い、体の調子がよくなれば自律神経のパワーも上がります。

年齢と副交感神経の活動量の推移

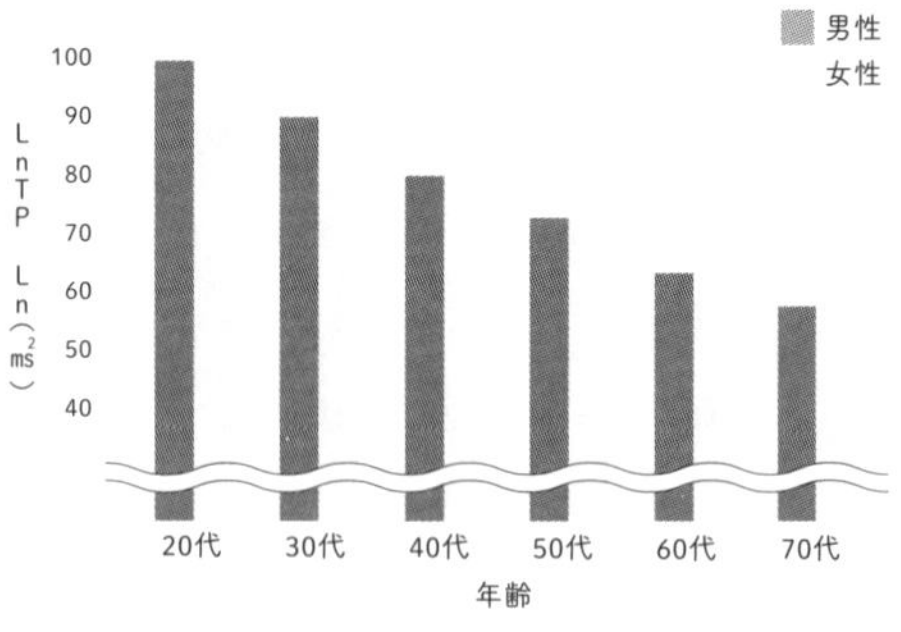

3章

〝一番若い〟毎日のために、「心」を輝かせる

「心」を輝かせるとは、どういうことか？

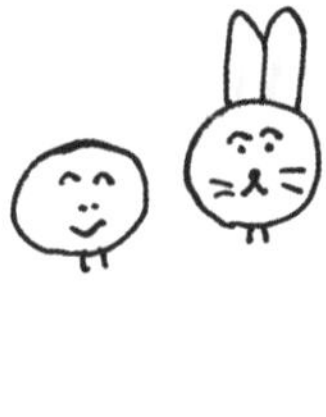

「心」を輝かせるというのは、要は「考え方」や「意識」を変えましょうということです。

「考え方」はポジティブにすることが大事。「病は気から」という言葉があるように、心と体はつながっています。これは、自律神経の観点から見ても明らかです。ネガティブなことを考えてイライラしていると、交感神経の働きが異常に高まり、血圧が上昇。その結果、心疾患や脳梗塞など血管由来の重篤なトラブルを引き起こしかねません。また、常にどんよりと暗い気持ちでいると、自律神経のトータルパワーが減少し、生きる活力を失ってしまいます。

「意識」というのは、心のアンテナのことです。

例えば孫がいる方の場合。お孫さんが赤ちゃんなら、道や電車に赤ちゃんがいるとすぐに目がいきませんか？　母親も視界に入っているはずなのに、ピントが合うのは赤ちゃんだけ。意識していない母親の存在は、あなたの中に何も残しません。

これが「意識」です。何かを意識していれば、脳はそれを重要事項だと認識するので心のアンテナがピンと立ちます。何をどう意識するかで体の反応が変わってくるのです。だから、「新しい自分を作ろう」と意識しさえすれば、何歳になってもそれは可能なのです。

コロナを機に、多くの人の心は曇ってしまいました。それと同時に、自律神経の軸、生活の軸、自分らしさという軸も壊されて、今は「自分」が崩壊寸前の危機にあります。「体」を整え、「技」を磨き、「心」を輝かせましょう。そして、自律神経を整え、「自分」というものを改めて構築していきましょう。

何歳からでも始められる 心を輝かせる10の習慣

自分のメリットになることを冷静に考える

環境を嘆くのではなく自分を変える

「コロナだから」を封印する

「ありがとう」を口に出す

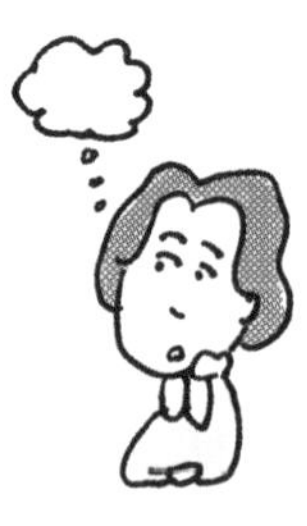

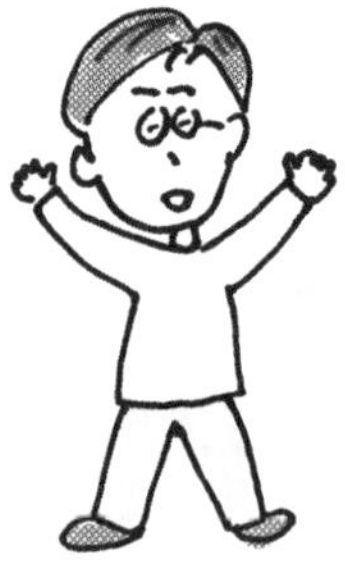

ぼんやり過ごすのではなく「意識」する

「ラクをする自分」に慣れないようにする

自分に軸を作る

失敗を見つけることを楽しむ

不安な未来も想定して準備をする

終活を本気で考える

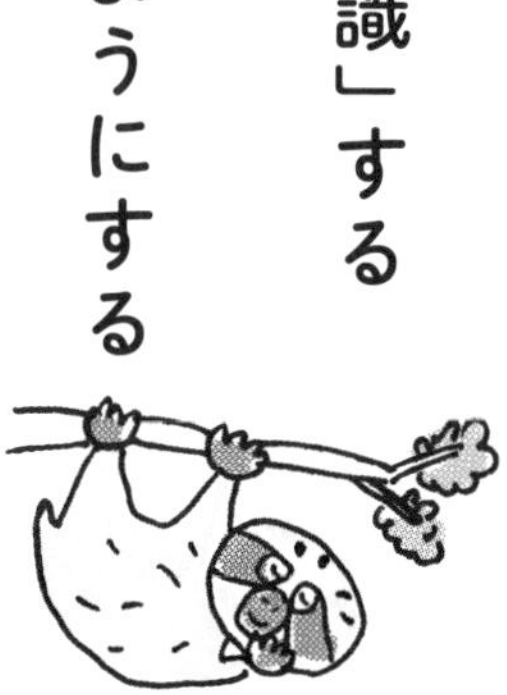

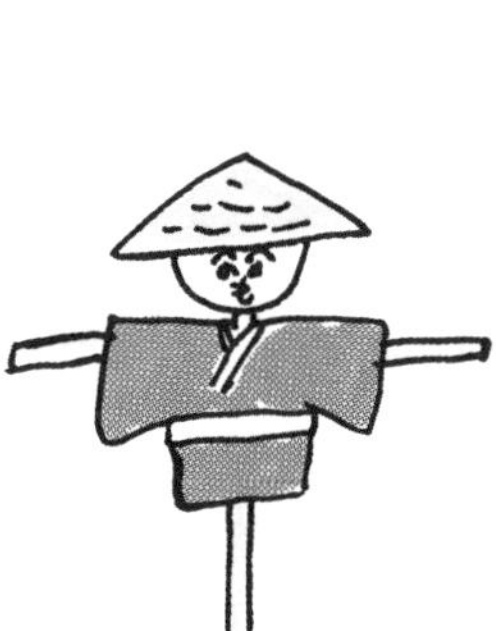

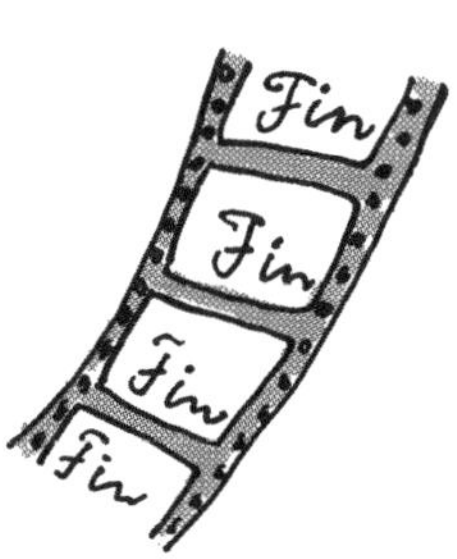

環境は変えられないけれど、自分は変えられる

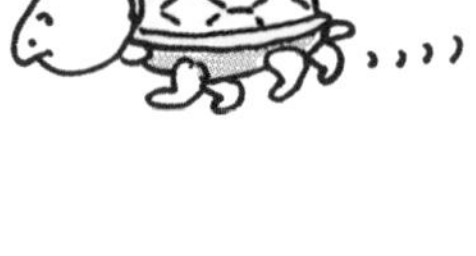

国が言っていることを守っていれば、コロナ感染は起こりにくくなります。外出自粛を徹底すれば、ウイルスは伝搬するチャンスがありません。

でも、やはり高齢者にとって一番問題なのは、外出を自粛することによって足腰が弱くなることです。だから、自分にとってどうすることが最も体と心のメリットになるのか、一度冷静に考えてみたほうがいいと思います。

なぜなら、今が人生の大きな分岐点だからです。

『ラ・ラ・ランド』という映画をご覧になったことはありますか？　「もし、あのとき違う道を選んでいたら、まったく違う人生が待っていた」というメッセージが込められた映画です。今はまさに、『ラ・ラ・ランド』と同じ。上に行くの

か、下に行くのか。自分がどちらを向いて歩んでいくのかによって、残りの人生が決まります。

環境はもちろん変えられませんし、社会的な取り決めは守らないといけません。でも、自分は変えられます。外出自粛によってもたらされるデメリットが、足腰が弱る、脳への刺激が減る……だとしても、クリアする方法はいくらでもあります。家の中でスクワットをしてみたり、一日1回は思っていることを声に出してみたり。

環境に流されてダメになっていくのではなく、流れの中でパッと立ち、自分を変えていきましょう。

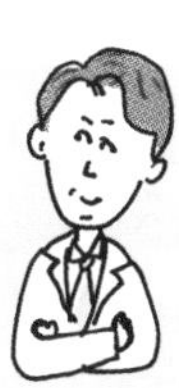

特に高齢者は、コロナ禍で どう行動すべきか冷静に考えましょう

「コロナだから」は水戸黄門の印籠のよう

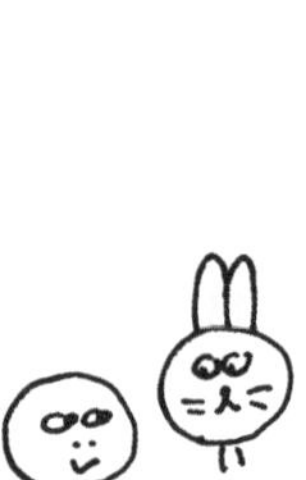

コロナに限らず、世界の紛争、物価の高騰、異常気象など、世の中には暗いニュースがあふれていますね。

こんな報道ばかりを目にしていたら、気持ちが沈むのは当然です。それはまるで、川の上流から下流へ押し流されていくようです。体力と気力が奪われていく一方で、この先どうなるのかわからないという恐怖は増していく。そんな環境に私たちは置かれています。

特に、コロナというのは水戸黄門の印籠のようなところがあると感じています。「コロナだから仕方がない」という大義名分によって、さまざまなことが制限されてしまうからです。

たびたび医療崩壊が起きるのもその一例です。

コロナ患者をなるべく避けるということで、発熱した人の診察を控える病院もありました。私も医療従事者の一員ですから事情はわかります。コロナ以外の患者さんを守るために必要な場合もあるでしょう。

でも、それと同時におかしな話だとも思います。熱が出て苦しくても勝手に病院へ行ってはいけない。病院が病気の人を診察しない。そのルールは本当に正しいのか？

私が言いたいのは「コロナだから」という印籠を安易に使いすぎてはいないかということです。

コロナが問題になり始めた当初、多くの病院でも、入院患者さんに対するお見舞いはお断りしていました。当時は仕方がないことだと思っていましたが、あれは本当にかわいそうでした。病気で入院していて心細いのに、誰にも会えない。患者さんはみなさん、寂しくて、家族に会いたくて、たまらなかったと思います。

だからあのとき、本当に何もできることはなかったのか、印籠をかざすだけでよかったのかということは、しっかり考えなければいけません。

「コロナだから」の印籠は強力です。私たちの思考力を奪い、物事を押し通し、大きな流れに巻き込む力を持っています。

印籠をかざして諦める前に、本当にできることはないか考えてみることが大切ではないでしょうか。

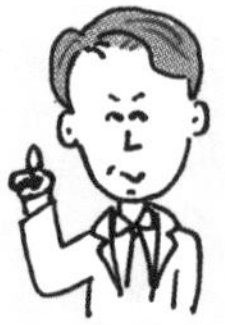

「コロナだから」を封印してみましょう

人間は感謝することを忘れたらおしまい

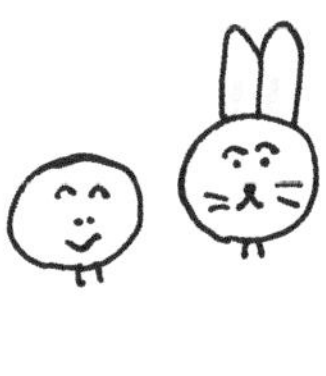

コロナ前と比べたら、時間が増えたという人が多いと思います。

その時間を何に使うのか？

私は、いろいろなことに感謝する時間に充てるとよいと思います。

例えば、自分の恩師に手紙を書いてみる。自分のたどってきた道をもう一度歩いてみる。墓参りをする。身近な人に「ありがとう」と言ってみるなど、感謝の気持ちを表すことから始めてみるとよいのではないでしょうか。

私が尊敬している、いわゆる一流と呼ばれる方々は、みなさん感謝の気持ちを忘れません。

両親をとても大切にしていますし、先祖も大切にしています。どの分野にせよ、大成する方はみなさんそうです。

私は恥ずかしながら、5年ぐらい墓参りに行っていないので、今月行こうと思っています。お墓という、いつもと違う場所へ行って、墓石をきれいにして、お供えものをして、天国にいる相手と語り合う。そういうことも、すごく大事ですよね。

日常的にできることとしては、次のことがあります。

これは私も毎日しています。

朝起きたら布団の中でこうつぶやくのです。

「今日も無事に朝を迎えることができました。ありがとうございます」

特に誰に対してということではありません。自分が今日も生かされているという事実に対して感謝の気持ちを捧げます。

スピリチュアルな感じがして抵抗を覚える人もいるかもしれませんが、私は、スピリチュアルだとは思っていません。

なぜなら、今日という日は、昨日亡くなった方が生きたくて仕方がなかった日だからです。

そう思うと、時間を無駄にしてはいけないと感じますし、今日という日を一生懸命生きる元気が出てきます。当たり前のことを当たり前と思わず、感謝の気持ちを常に持ち、捧げていきましょう。

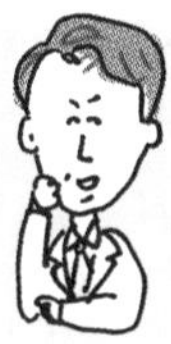

今日という日は、昨日亡くなった方が
生きたくて仕方がなかった日なのです

意識しないと心は豊かにならない

心を豊かにして輝かせるためには、「意識」しないとダメだと思います。

私は、コロナ禍になってからインスタグラム（撮った写真や動画を世の中に公開できるもの）を始めました。これはやってよかったことの代表格です。コロナで鬱々とした気持ちを晴らすために始めたわけですが、おかげで「意識」するようになりました。

例えば、美しい花が咲いていたとします。以前の私なら、そのまま通り過ぎていたことでしょう。でも今は、インスタグラムのネタを探さないといけないので、おのずと周りに目が行きます。意識して初めて、人はその存在に気付くことができるのです。

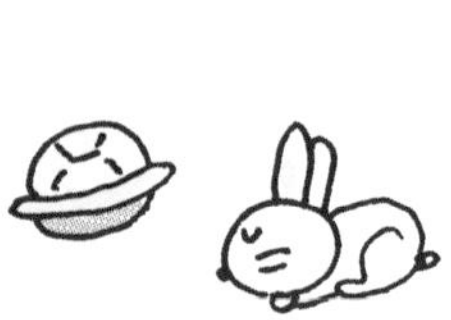

撮るときも頭を使います。対象が最も美しく見えるように、美しさを最大限伝えられるようにアングルに気を配ります。

うまく撮れなかったら、何がいけなかったのかも考えます。「カメラの向きを変えてピントをあっちに合わせればよかったなぁ」など、撮りためた写真を見ながら検証と改善をする毎日です。

要は、ぼんやりしないで済んでいるということです。

意識しないと、何も目に入ってこないからぼーっと過ぎていくけれども、意識をすれば、感じるものがあるから自分が活性化します。

インスタグラムに投稿しなくても、写真を撮るだけでも充分効果がありますよ。

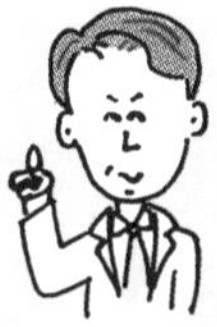

意識すれば、それまで見えていなかったものが見えてきます

できていないことは期限を決めてやる

人は誰でも、何歳でも変われます。

でも、そのための条件があります。それは「意識する」ということです。自分を変えようとする意識です。

意識すると、未来に光が見えてきます。そうすると、毎日やる気が起きて、やることがいっぱい出てきて、急に忙しくなるかもしれません。そんな風に時間に追われる生活になったらしめたものです。

ただし、いつまでに何を達成するかを決めておかないと、人間はなかなか動けません。試験と一緒ですね。8月までにこれを達成する、9月までにこれ、10月までにこれ……という風に決めていくことが大切です。

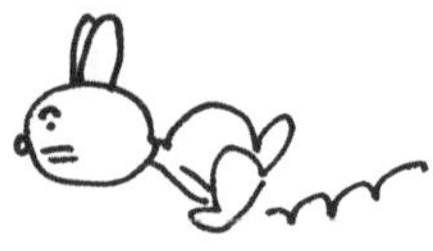

たまに、「自分はもうこんな年だし、今さら変わらなくていいです」と言う人もいます。その気持ちもわかります。でも、これまでの人生を振り返ってみたら、成し遂げてきたこともたくさんあるだろうけど、やれていないこともあると思います。それはきっと、最後の最後で胸に引っかかり、後悔として残るでしょう。

だから、やれていないことの期限を決めて、今からでもやってみてはいかがでしょうか。今までやっていない、新しいことなのですから、自分を変えるうえでも即効性があります。慣れたことをなぞって生きたくなるかもしれませんが、やっていないことをやっていったら、たぶん終わったとき、充実感に満たされるでしょう。きっと空が青く見えると思います。

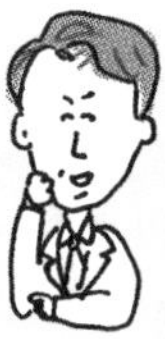

やれていないことを、今からでもやってみてはいかがでしょうか

本当の自分ではない
怠惰な自分ができあがっている

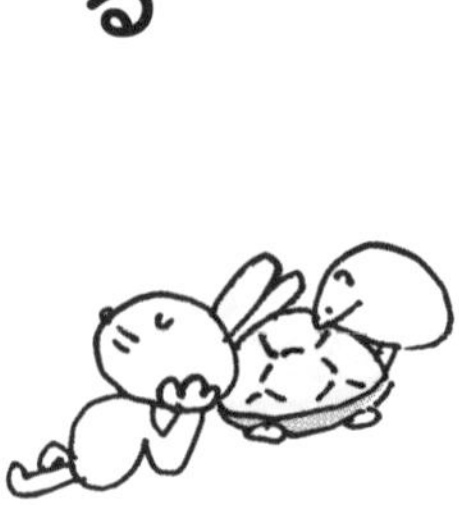

コロナ禍が始まったころ、心療内科には「リモートワークでコミュニケーションがとれない」という悩みが多く寄せられたと聞いています。ところが、今は「会社に行きたくない」が主な訴えのようです。

アメリカの実業家であるイーロン・マスク氏がリモートワーク禁止を宣言して話題を集めましたね。おそらく、あれくらい強制的にやらないと、もはや自分を変えられない人が増えているのでしょう。一方で、ＮＴＴはリモートワークを推奨し、出社は出張扱いにするという驚きの方針を示しました。

どちらにも一理あると思います。リモートだと成り立たない部分もあるし、リモートで充分な部分もあります。情報を伝えるだけの会議ならリモートで充分でしょう。でも、魂に触れるようなものは対面でやったほうがいい。「気」というものが伝わりますからね。

リモートが浸透したことによって、「わざわざ会わなくてもこれでいいじゃん」と気付くこともあったでしょうし、反対に、やっぱり会わないと仕事にならないと感じた人もいるでしょう。


私は、オンラインでは取材を受けません。全部対面です。

コロナ禍の当初はオンラインで行っていたのですが、いい加減になることに気付いたからです。

「うん、そうだね」「いいんじゃない」なんて言いながら、ついつい手元で他の仕事をしてしまっていました。

だからこれはダメだと思って、オンライン取材はやめました。

学生への講義もオンラインで行っていた時期がありますが、ダメですね。話していて眠くなります。相手の反応がわからないから、張り合いもありません。

もちろん、オンラインにはよいところもたくさんあるので、すべてにおいてNOと言うつもりはありません。

オンライン会議をする場合は、やり方というものがあると思います。集中力が持続しにくいのが難点ですので、例えば「10分間だけ」と決める。ポイントを決めて、「これについて必ず決める」という風にやっていけば充実すると思います。

コロナ禍になって、一番よくないのは、本当の自分ではない怠惰な自分というものが、どんどんできあがっていることだと思います。

会議はオンラインでやればいい。買い物はネットでいい。効率的といえば効率的なのですが、問題は、これらに慣れることによって、ラクをする自分にも慣れてしまうということです。

それが怠惰な自分を生み、下降線をたどっていくのだと思います。

その怠惰な自分を引き上げていくためには、今まで以上に準備をして、万端な心構えでやっていくしかありません。

飛行機が離陸するときのように、一時的にでもグーッとエンジンをふかすしかないのです。一度上昇気流にのってしまえば、とてもラクになるはずです。

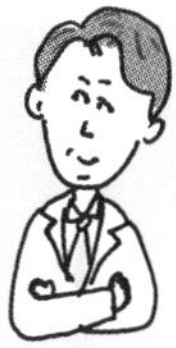

「ラクをする自分」に慣れないようにしましょう

軸がぶれると勝負には勝てない

海外はもはやコロナを特別視せず、日常を取り戻している所が多いです。対して日本は、マスク生活が続いていますし、度々医療崩壊が起きるなどコロナに翻弄されています。

なぜ、海外と日本はこうも違うのでしょうか？

私は、「ウイルスを過度にモンスター化しすぎたのが原因の一つかもしれない」と思っています。

すべては結果論なので、今さらこんなことを言っても仕方ないのですが、コロナがモンスター化されたわりには、対策の軸が見えませんでした。封じ込めたいのか、共存を目指すのか。どちらに向かっているのかわからないので、納得でき

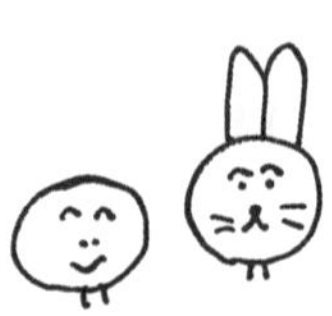

ない人や、不安を覚える人が多かったのではないでしょうか。

それに対して、例えばイギリスの場合は、最初はロックダウンという思い切った策を打ち出しました。でも、無理だと思ったらすぐにウィズコロナに切り替えました。良し悪しにかかわらず、そこにはしっかりした軸が見えました。

これを通して私が学んだことは、軸を持つことの大切さです。

コロナ前までは、私自身、軸を意識したことはありませんでした。でも、コロナ禍になって、なんでこうもすっきりしないのかなと考えたときに、政策に軸がないからだと感じたのです。

やっぱり、軸がないと勝負には勝てません。

野球もそうです。例えば足とバントと守備、この3つが今年のチームの課題だとなったら、そこだけを徹底的に鍛えればいいと選手はわかりますし、試合中も「ここは絶対に送りバントだな」と判断できます。

だから、軸がぶれるというのはダメ。

軸を持つ大切さは、個人個人にも言えます。

私はコロナ禍を通して、自分の軸はいったい何なのか考えてみました。そして、私を形成している最も大きな軸、つまり健康とパフォーマンスの軸は、「自律神経」と「腸」だということをありありと感じました。

もともと私は外科医で、仕事が大好き。ところが、30歳を過ぎたあたりから急に働く元気が出なくなったのです。そこで、原因をさまざまな角度から探っていき、ようやくたどりついたのが自律神経だったのです。

それ以降は、自律神経と、自律神経と関係が深い腸の研究に明け暮れてきました。その甲斐あって、日本で初めて便秘外来を開設したり、自律神経にまつわる情報を発信したりして、少しは世の中のお役に立てているのではないかと自負しています。

だから、この分野だけは今後もしっかりやっていかないといけません。この軸があるからこそ、私は私でいられるし、生き方に迷いがなくなるからです。

あなたの軸は何ですか？
家庭の軸は何ですか？
人生の軸は何ですか？

あなたを根底から支え、形成している軸は何なのか、今こそじっくり考えてみてはいかがでしょうか。

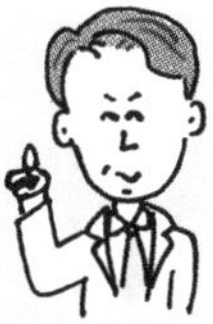

あなたの「軸」は何か、考えてみましょう

やっぱり「死に方」は大切

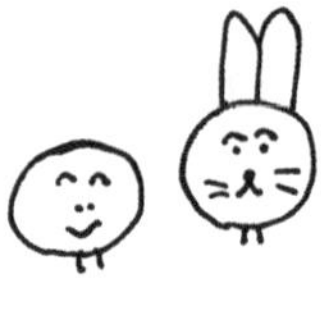

年齢を重ねると、知人が亡くなることが増えてきます。身近でも増えていますが、やっぱり、「死に方」というのは大切だと感じています。

親戚のとある男性は80代で、すでに2回死にかけています。でも、見事に復活してくるのです。

彼は癌の末期で、半年前に入院していました。そのとき、いつ命を落としてもおかしくありませんでした。でも、生き延びて、今は週に1回、大学病院に輸血をしに通っています。

そして、つい先日は白内障の手術をしました。とても見えやすくなったと喜んでいます。

なんと言うか、もちろん衰えはありますが、元気なのです。

本当は、半年前に亡くなっていても不思議ではないのに復活して、白内障の手術までして、一言で言うとたくましいです。

人は必ず死を迎えますが、どんな終わり方をしたのか、どんな生き様だったのかが大切だと思います。

本人はもちろん、周りの人間もそれを受け入れるためには、精一杯生きる。それに尽きます。精一杯生きていれば、命の一瞬一瞬が輝きます。

それは、人生の長さとは関係ない次元で、尊く在り続けるでしょう。

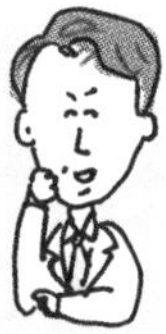

「充分頑張った」と思える死に方を目指しましょう

時代の流れは止まっても、自分は止まってはいけない

私は戦争を経験していませんが、第二次世界大戦の直後は、どのような感じだったのでしょう。おそらく、一人ひとりががむしゃらに頑張っていたのでしょう。破壊されたまま止まっていたら、今のような経済成長はなかったと思います。東日本大震災もそうですね。何もかも壊されて、奪われて、悲しくて悔しいけれど、一人ひとりが動いた。

時代の流れは止まっても、自分が止まってしまってはいけないのだと思います。

自分はどんどん動いていかないとダメ。

コロナ禍も、戦争や東日本大震災に近いものがあります。生活が破壊されたからです。

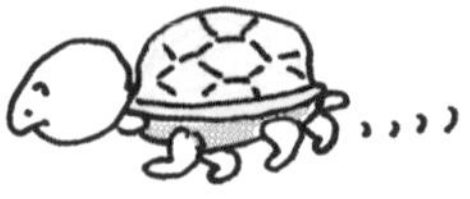

しかし、決定的に違うのは、動かなくていいということ。むしろ、動いてはいけないということです。

先の悲劇では、家が破壊されているので動かざるを得ませんでした。ところがコロナ禍では、家はあります。食べ物もあります。家でじーっとしていることがよいとされています。

だから、動けません。そして、少しずつでも動いている人との差が、どんどん開いていきます。特に高齢者の場合は、それが晩年を天と地に分けるでしょう。

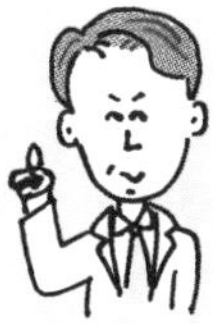

少しずつでも動くことが大事なのです

コロナに負けたくない気持ちを持つ

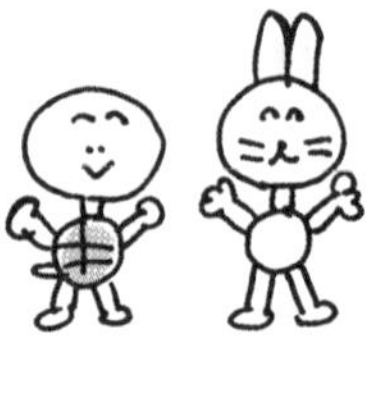

この間、代役で若者向けの講習会があったのですが、実は内心「面倒くさいなぁ」と思っていました。他にもやることが山ほどありますし、講習会をするにしても、私はご高齢の方々に向けて行うほうが好きだからです。ご高齢の方は、とても熱心に話を聴いてくださります。人さまの役に立てているという実感が得やすいので、非常にやりがいがあります。

というわけで、「面倒くさいなぁ」と思って、急用でも入れてしまおうかとすら思っていたわけですが、イメージトレーニングをしてみたんですね。

急用があると嘘をついて講習会をしない自分

面倒な気持ちを奮い立たせて、やりきった自分

そうすると、やっぱり後者がいいなと思いました。

終わったときに、清々《すがすが》しいんじゃないかなと。準備をするのも、行くのも、やるのも大変だけど、気分がいいだろうと。そして、案の定、清々しいわけです。

コロナ禍が始まったばかりのころの私だったら、もしかしたら前者を選んでいたかもしれません。でも、今はコロナに負けたくない気持ちが強いです。

「さんざんやられっぱなしなんだから、逆にやり返してやろう！」と思っています。すると、がぜん元気が出てきました。今の私は、やる気満々です。

今こそ、コロナにやり返してやろうではありませんか。

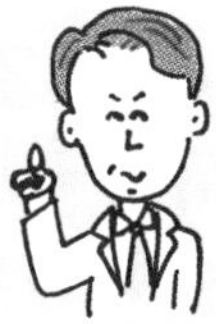

「コロナにやり返してやろう」と思うと、元気が出てきます

行動の中に失敗を見つけると前向きになる

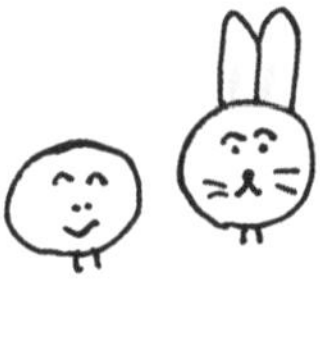

私は、毎日の一つひとつの行動の中に失敗を見つけるのが好きになりました。失敗したことに対して落ち込むのではなく、「次はこうしよう」と作戦を練っていると、生きている感じがします。時間や環境に流されていくのではなく、自分の足で立っている感覚があります。

こんなに前向きになれたのは、ここ2週間ぐらいのことです。

それまでは流されていて「まぁ、いいか」と、なあなあで済ますことが多かったのですが、今は違います。本当にこの本を作り始めてから、私はみるみる元気が出てきました。

その理由は、「意識」が変わったからだと思います。「ダメだな」「まぁ、いいか」と、流されていた気持ちを「どうすればダメじゃなくなるのか？」「どうすれば、よくなるのか？」と発想を転換して、意識を変えた。それが、エネルギーを生んでくれているのだと思います。

今はまだ、なかなかポジティブになれない方が多いかもしれません。会いたい人にも自由に会えない寂しさもあるでしょう。

だけど、すべては時が解決してくれます。明けない夜はありません。

環境は変えられないけれど、その中で自分ができることをやって対応し、頑張って適応させていった人は、必ずいい方向へ行きます。

だから、夜明けが近い今、できることを一生懸命やっていきましょう。

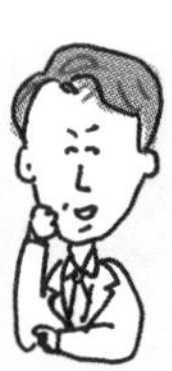

「ダメだな」から「どうすればよくなるか」へ発想を転換しましょう

ストレスを乗り切ると達成感・自信が生まれる

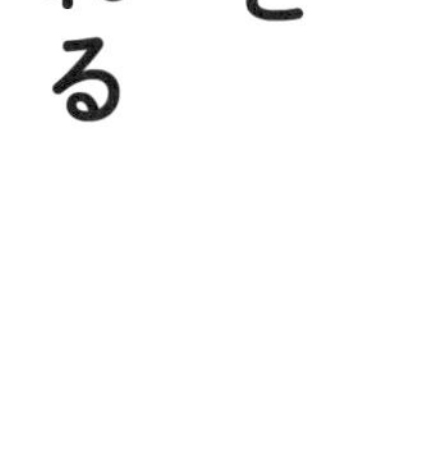

先日、知人と世間話をしていたら、その人のお父さんの話になりました。お父さんは70代とのことですが、時代の変化についていけていないそうです。

具体的には、セルフレジが使えないというのです。よくわからないからこわがって避けていると。「高齢者も新しいものに慣れる努力をしていったほうがいいのでしょうか？」と聞かれたので、私はこう答えました。

「覚えようと思えば覚えられると思うんだよ。セルフレジでもなんでもね。今、ほとんどの人がコロナ前より時間はあると思う。だからその分、そういうことにちょっと労力を使ってみるほうがいいんじゃないかな。たしかに、新しいことにチャレンジするのは気力がいるし、ストレスを感じるかもしれないけど、無理だと決めつけて、自分にはできないっていう流れにはのらないほうがいいよ」

年齢を重ねると、自分にとって未知なことに挑戦するのは、心理的な負担が大きいかもしれません。でも、ストレスを乗り切るとその分、とても達成感がありませんか？　「やってのけた！」という達成感は自信も与えてくれます。

それに、実は多少のストレスを感じることは、自律神経的にもいいんですよ。

自律神経と深い関わりがある腸には、悪玉菌が1割、善玉菌が2割、どちらにもなりうる日《ひ》和見《よりみ》菌が7割います。悪玉菌なんていらないと思うかもしれませんが、決してそうではありません。悪玉菌の刺激があるおかげで、善玉菌が活性化し、日和見菌を味方に変えることができるのです。政治と一緒で、腸も人生も、反対勢力がいないと活性化しないのです。

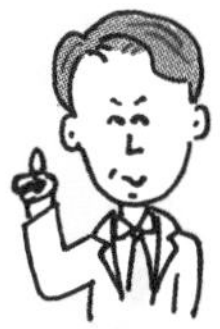

多少のストレスを感じることは自律神経にもいいのです

要介護を想定内のこととする

要介護になる不安とどう向き合うかというのは、大切なテーマです。

自律神経の観点から申し上げると、「想定内にしておく」が正解だと言えます。

介護が必要になる前提で、あらかじめ準備をしておくということです。

例えば、自分ではなくパートナーが要介護になることもありますよね。それを想定内にする。具体的には、あらかじめ施設を調べておいたり、いらないものを片付けて介護ベッドを置けるようにしておいたり、手すりをつけるときの補助金制度を調べたりしておくのです。

そうやって要介護を想定内のこととして、あらかじめ準備をしておくと、いざそうなったときにパッと動くことができます。

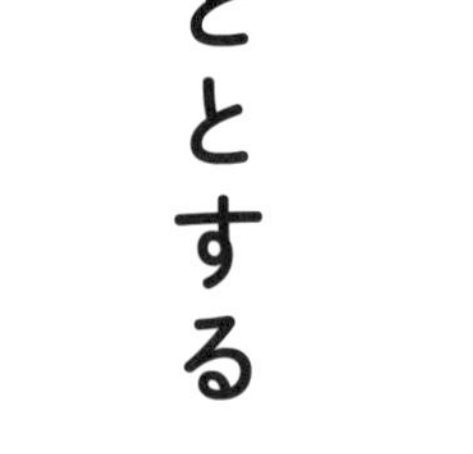

いざそうなったときは、やっぱり大変です。気持ちは沈んでいる。事務的なことに追われる。介護そのものも辛い。３つも重なったら、人間は崩壊してしまいます。

だから、準備をしておきましょう。

負の未来のことを考えると気分が暗くなるかもしれませんが、準備をしておくと喜んで介護に入れるようになると思います。

喜んで介護に……というのは違和感があるかもしれませんけど、準備ができていれば積極的にいけるはずなのです。喜んで何かができる状態というのは、準備ができているかどうかで決まります。逆に言うと、準備ができていなければ、絶対に気持ちが後ろ向きになり、ダメージが大きくなるということです。

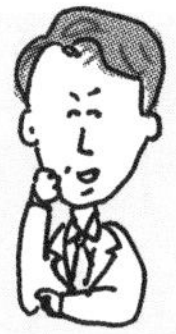

あらかじめ準備しておけば動けます

現実的に年はとるし、動けなくなるときも、死ぬときもくる

年齢を重ねると、徐々にできないことが増えていきます。颯爽《さっそう》と走れなくなる。自由に動けなくなる。口からものを食べられなくなる。そして、心臓が動かなくなる。

とても不安に感じるかもしれませんが、これがやっぱり現実です。

不安に感じる大きな要因は、不安を心の奥底にしまいこんでいるからではないでしょうか。

不安を抱いているけれども、それを吐き出さず、そのままにしてしまっているのです。そうすると、年をとるごとに不安は増していきます。そして、それが自

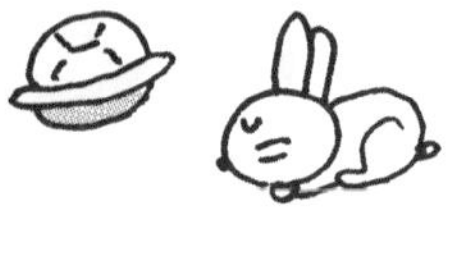

律神経を乱して不安の現実化を早めるという悪循環にもなります。

だから、大切なのは準備をしておくことです。

こうなったときはこうする、こうなったらああする、と、全部決めておくのです。そうすれば、あまり悩まないのではないでしょうか。いざというときのシミュレーションはできているのですから、あとはそれに従うだけです。

それでも漠然とした不安が消えない方もいるかもしれません。

でも、あえて言わせてください。

あんまり気にする必要はないですよ。

なぜなら、それが人の一生なのですから。みんな同じ道をたどります。準備ができていれば、そのときを待つだけです。

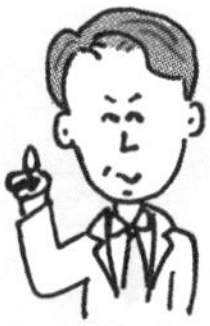

年をとるごとに増える不安は、溜め込まず吐き出しましょう

終活を本気で考えてみる

そろそろ、そういう時期です。人生の終わりに向けてシミュレーションをして「終活」を考えていく時期。

私は現在62歳です。誰でもそうだと思いますが、できるだけ長く生きたいと思っています。日本人男性の平均寿命は、２０２２年度では81・４７歳。平均よりは上にいきたい、どうせなら85までは生きたいということで、85歳を目標にしています。

とはいえ、いつ事故や病気で死ぬとも限らないので、大切なことはノート１冊にまとめています。お金に関することですね。家族が見れば、通帳のことや資産のことがすべてわかるようになっています。

それを作っておくことで、私はとても安心できています。身内が突然死して、

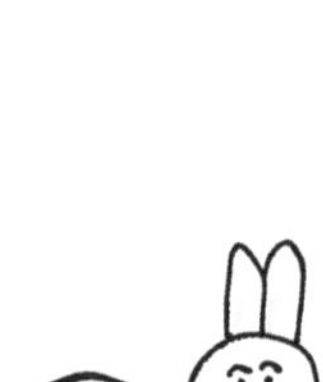

残された家族が1年間くらいは後片付けに追われるケースをいくつも見てきました。会社をやっているとさらに大変そうです。

だから、家族に迷惑をかけないためにも、できることは準備しています。

もちろん、楽しいシミュレーションもいろいろしています。

一つご紹介すると、あくまで夢ですが、定年退職後の私は、海の見える家に暮らし、作曲活動をしています。波の音を聴きながら目を閉じて、イメージをふくらまし、音楽を創る生活。素敵ではないですか？　ゴルフも大好きなので楽しむ予定ですが、やるのは週3回くらいの予定です。毎日やると腕が痛くなりますからね。

こんな風に、真面目に、かつ楽しく気楽に、終活を想像し始めてみてはいかがでしょうか。想像するのはただですので。

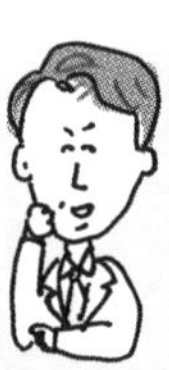

できることは準備し、
楽しいシミュレーションもしましょう

人は必ず死を迎える。でも、それは今日ではない

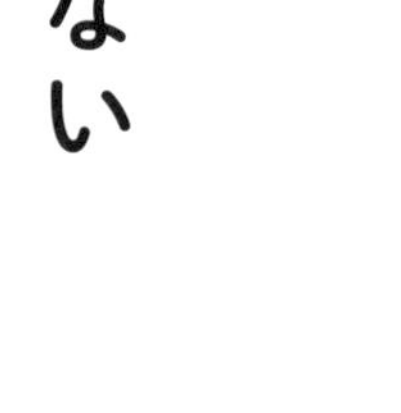

何事もしっかり想定して準備しておくことが大事だとお伝えしていますが、人生における最大の準備は「死」に対するものです。

よく聞かれます。

「死ぬのがこわいです。どうやって向き合えばいいですか？」と。

私の答えはこうです。

「死んだときに困る事務手続きの問題を全部解消しておけばいいですよ」

すると、訊ねた人は、きょとんとした表情をします。いや、そういうことではなくて、死ぬのがこわいんですけど、という顔つきです。

ですが、医師としてたくさんの方のご臨終に立ち会ってきた立場からすると、

結局、死への恐怖というのは、そういうものだと感じます。

死んだら子どもはどうなるんだろう。

残された妻は生きていけるだろうか。

財産分与をどうしよう。

自分がいなくなった後、大切な人が困らないかということです。懸念事項がクリアになっていないから、モヤモヤとした不安がつきまとっていて、それが死への恐怖として認識されているのだと思います。いわゆる準備ができていないから、いざそのときがきたらどうしようという不安に駆られるのです。

これは夏休みの宿題に似ています。余裕があるうちに、やるべきことを確認して、計画を立て、一つひとつ片付けていけば、夏休みの終わりが近づいてきても気持ちは穏やかです。夏休みは終わるけど、遊びも宿題も、やることはちゃんとやったから大丈夫だと。

しかし、見て見ぬふりをして、成り行きにまかせて過ごしていると、終わりが近づくにつれて不安が増していきます。どうしよう。あれもこれもやっていない。

夏休みが終わるのがこわい……と。

だから、胸に引っかかっていることを今のうちにやっておけば、死への不安はほぼなくなると私は思います。

それに、死を迎えるのは既定路線なわけですから、「死にたくない」と願ってみても何も変わりません。

「死にたくない」は現実逃避なのです。

だったら、「自分が死を迎えるのは想定内」だと認めて、こうなったらこうする、ああなったらこうする……と、最期に胸に引っかかりそうなことを今のうちに解決しておくのが、ベストな時間の過ごし方だと思います。

私は医師で、人の死に触れる機会が多いため、ある意味ドライな価値観になっているかもしれません。人はみな、いつか必ず死を迎えるのです。

ですが、今日ではありません。

たしかに、人は必ず死を迎えます。でも、そうだとしても、それは今日ではない。少なくとも、今この瞬間は生きています。

だから、今、今日、終わりがくるそのときまで、精一杯生きることが何より大切なのではないでしょうか。

今は暗いトンネルの中にいるとしても、足を前へ出し続けさえすれば、必ず光が見えてきます。あがいてあがいて、人生を全うしようではありませんか。

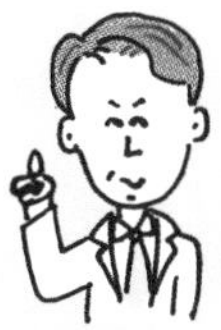

終わりがくるそのときまで、
精一杯生きることが何より大切なのです

世界一やさしい&ためになる自律神経の話④
自律神経には1日のリズムがある

リズムとは？　交感神経と副交感神経は1日の中でそれぞれ優位になるタイミングがある。

本来はこのリズム

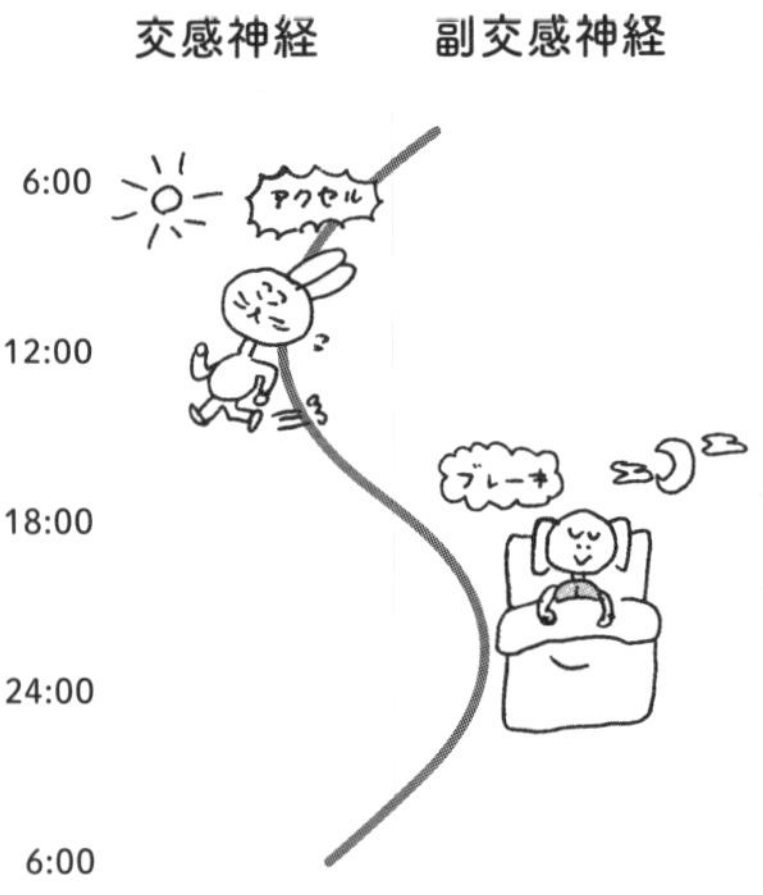

ところが！ 現代人はリズムが乱れがち

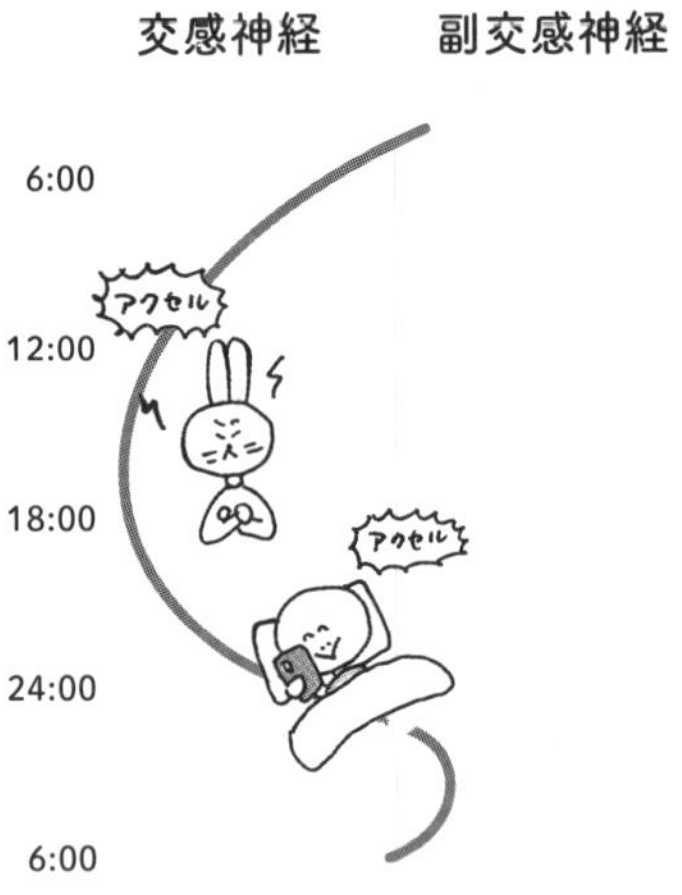

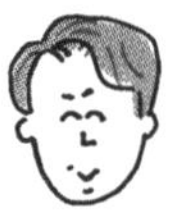

本来、日中は交感神経が、夕方以降は副交感神経が優位になるようにできています。このリズムを崩さないように規則正しく生活し、どちらもなるべく高いレベルで維持することが健康・長生きのカギです。

おわりに

何歳からでも
リカバリーショットは打てる

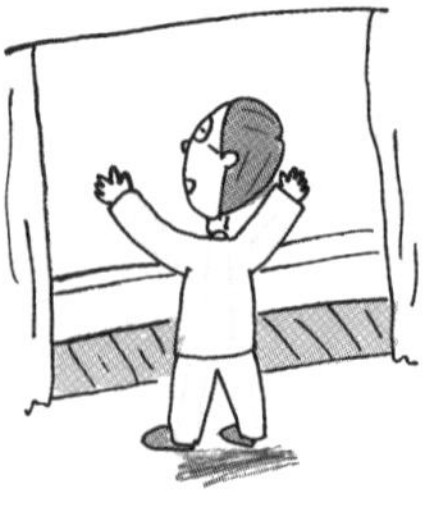

悪い環境に流されず、いい方向へ持って行けるように自分を変える。そのための方法を本書で紹介してきました。

カーテンを開けて日の光を浴びるとか、3食きちんと食べるとか、当たり前に思えることもあったでしょう。

でも、こういうことを真面目にやったら、人は変わります。歯車が回り出すことで、どんどん活動的になっていきます。

コロナのせいで、おかしな方向に流されてしまったけれども、そこからどう、本来あるべき場所へ自分を戻すか。自分の軸をどう立て直すのか。

「この数年間はいったいなんだったんだろう」と、コロナ禍を無意味なものにするのではなく、「こんなときだからこそ、自分は変われた」と思えたら、こんなに素晴らしいことはありません。要は、リカバリーショットをどう打つかということです。

心技体ではなく、体技心。

体が整えば心も自然とついてきて、どんどん元気が出てきます。そして、人生も輝いていきます。

自律神経を整えて、軸を立て直し、今日から新しい自分を作っていきましょう。

２０２３年１月

小林弘幸

ブックデザイン　杉山健太郎
イラストレーション　風間勇人
構成　森本裕美
DTP　美創

小林弘幸

1960年埼玉県生まれ。順天堂大学医学部卒業、同大学院医学研究科を修了。

順天堂大学医学部教授。日本体育協会公認スポーツドクター。スポーツ庁参与。

自律神経研究の第一人者として、プロスポーツ選手やアーティスト、文化人などのパフォーマンス向上指導に携わる。

『死ぬまで歩くにはスクワットだけすればいい』『医者が考案した「長生きみそ汁」』『結局、自律神経がすべて解決してくれる』など著書多数。

「一番若い今日」を生きるための自律神経入門

2023年2月20日　第1刷発行

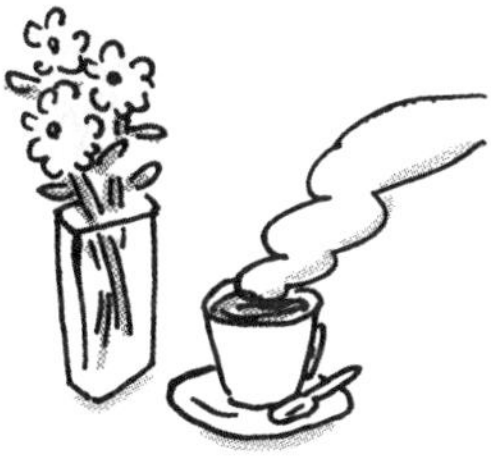

著者　小林弘幸
発行人　見城 徹
編集人　菊地朱雅子
発行所　株式会社 幻冬舎
〒151-0051 東京都渋谷区千駄ヶ谷4-9-7
電話 03(5411)6211(編集)
03(5411)6222(営業)
公式HP https://www.gentosha.co.jp/

印刷・製本所　中央精版印刷株式会社

検印廃止

ISBN978-4-344-04065-6　C0095

この本に関するご意見・ご感想は、下記アンケートフォームからお寄せください。
https://www.gentosha.co.jp/e/